Les antidépresseurs naturels

RETROUVEZ
UN EQUILIBRE HARMONIEUX

Crédit photos : Shutterstock

Anagramme éditions
Dépôt légal 1er trimestre 2013
ISBN 978-2-35035-406-4
info@anagramme-editions.fr

Site Internet :
www.anagramme-editions.fr
Imprimé en France par Horizon
N° d'impression : 1212-170

Edité par ANEDIT s.a.r.l.
30-32 rue de Lappe
75011 Paris
info@anagramme-editions.fr
© ANEDIT s.a.r.l., Paris

Antoine Henri

Les antidépresseurs naturels

RETROUVEZ UN EQUILIBRE HARMONIEUX

ANAGRAMME
éditions

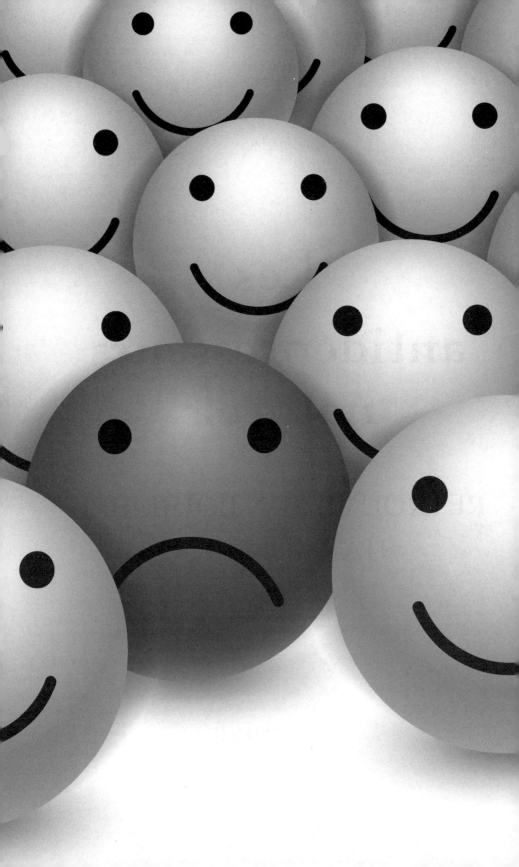

Remerciements

Nous tenons à remercier chaleureusement :

La psychologue et thérapeute Amandine Vighi, pour sa précieuse collaboration et sa participation active aux questions traitant des psychothérapies, notamment en ce qui concerne les thérapies à médiation corporelle.

Le docteur Sophie Bialek, psychiatre et psychanalyste, membre de la Société pour l'action et la recherche en psychiatrie (S.A.R.P), pour sa réactivité, la richesse de son expérience, la subtilité de ses position-nements et de ses points de vue, ainsi que pour sa patience exem-plaire, qui nous ont permis de mieux saisir les différents facteurs de la surconsommation d'antidépresseurs dans notre pays, et de mieux appréhender l'univers de la psychiatrie et de la psychanalyse.

Sans ces précieuses collaborations, ce livre ne serait sans doute pas ce qu'il est. C'est donc avec une grande sincérité que nous vous adressons ces profonds remerciements.

Sommaire

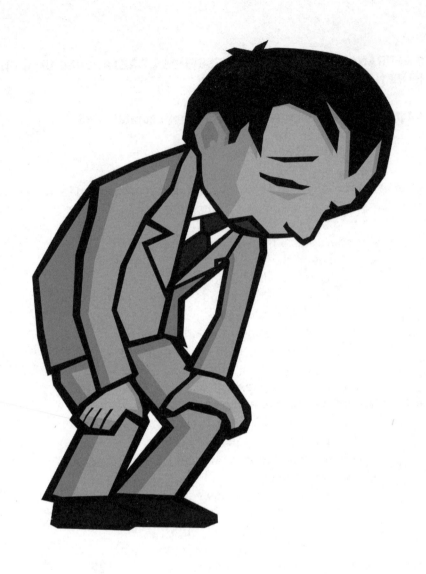

On a coutume de dire, dans nos pays occidentaux, que la télévision est le reflet plus ou moins fidèle de la société dans laquelle nous vivons. Et il est parfois des illustrations de cette idée dont on se passerait bien.

Lors d'un après-midi pluvieux, je décide d'allumer cette « fenêtre sur le monde » et sur nous-mêmes, pour un moment de détente. Je tombe alors sur la célèbre émission qui veille sur le bien-être de nos animaux domestiques, diffusée à une heure de grande écoute par une de nos chaînes hertziennes les plus regardées. On y voit un matou charnu et un peu mou dans une clinique vétérinaire. La voix off commente la scène d'une voix candide : « Ce chat a beau être la mascotte d'une clinique vétérinaire, cela ne l'a pas empêché de faire une petite déprime. Grâce à un traitement par antidépresseurs, il a enfin retrouvé la joie de vivre ! »

Ce commentaire peut prêter à sourire dans un premier temps, et fera certainement le bonheur du Zapping (émission quotidienne de la chaine Canal + qui choisit les meilleurs moments du petit écran). Mais à y regarder de plus près, il témoigne d'une réalité plutôt alarmante : la prise d'antidépresseurs est tellement banalisée, qu'il est désormais normal, et même recommandé, d'en donner à nos compagnons domestiques qui accuseraient une petite baisse de forme. Ces petites « pilules du bien-être » sont aujourd'hui tellement ancrées dans nos mœurs que même les vétérinaires les prescrivent en abondance, comme on prescrirait un vermifuge.

Et la situation est encore bien plus préoccupante pour les êtres humains ! Il suffit souvent de quelques minutes dans le cabinet d'un médecin généraliste pour se faire prescrire ce type de traitement, lourd, coûteux, et riche en effets secondaires. Rien d'étonnant donc à ce que la France figure largement en tête des pays consommateurs d'antidépresseurs en Europe.

Tentons alors, fort de ce constat, de mieux cerner et de mieux comprendre les causes d'une telle banalisation de ces substances dans notre société.

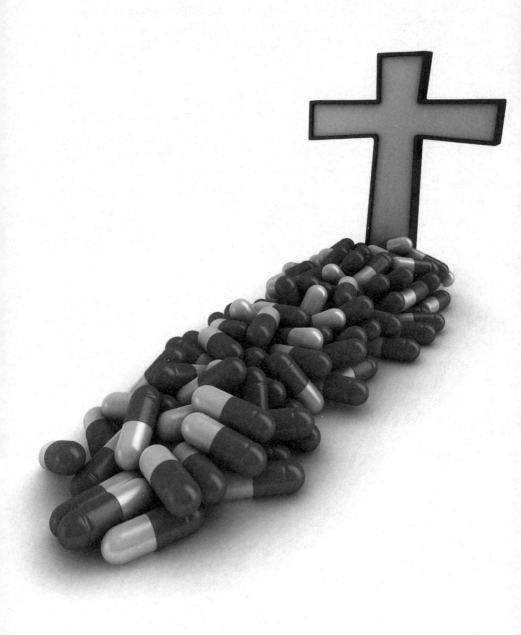

Un constat alarmant

Une logique de surconsommation inquiétante

Ce record français de consommation a largement de quoi nous alerter sur nos habitudes sanitaires et culturelles les plus profondes et les plus tenaces. Celles-là mêmes d'ailleurs qui firent l'avènement de l'homme moderne. Car, au fond, le traitement des maladies mentales n'est-il pas le symbole et la composante d'un nouvel humanisme ?

S'intéresser enfin à l'esprit et à ses maux, après avoir privilégié les blessures du corps pendant tant de siècles de médecine, voilà bien un nouveau défi qui témoigne d'une foi puissante et inébranlable en l'homme.

Mais l'avènement de cet homme moderne est à double tranchant. L'homme, à son tour, a sacralisé cette nouvelle médecine au point de lui accorder une confiance aveugle, et parfois même naïve. Au point de recourir de manière systématique à toutes sortes de pilules et de cachets dès qu'un léger mal-être ou un état de stress passager se fait sentir. C'est un réflexe que nous sommes trop nombreux à avoir. Pas que, bien entendu, la médecine moderne ne soit pas, dans sa globalité, digne de confiance, mais peut-on clairement justifier une telle consommation ? La chimie pharmacologique est-elle le seul remède à tous nos maux, à nos moindres baisses d'humeur, à un état mélancolique passager ?

Ne mettons-nous pas en danger notre libre arbitre de citoyen en nous soumettant, toujours plus nombreux, à ces drogues de laboratoire ? N'oublions pas que du traitement de l'esprit à son contrôle, il n'y a qu'un tout petit pas que nous voulons tous éviter de franchir. Mais alors quoi ? Quelles sont donc ces raisons qui poussent un Français à consommer trois fois plus d'antidépresseurs qu'un Allemand, un Britannique ou un Néerlandais ? Sommes-nous tous les sujets inconscients d'une « dictature de la dépression » unique en Europe ?

Définitivement non.

Ces troubles psychologiques, de la déprime passagère à la dépression grave, sont finalement présents, et dans des proportions similaires, dans la plupart des pays dits « industrialisés », ou occidentaux. Ils sont dus à plusieurs facteurs que nous allons tenter d'analyser. En France, nos habitudes sanitaires, nos mécanismes de prescription et de diagnostic de la dépression favorisent grandement ce phénomène de surconsommation d'antidépresseurs.

N'oublions pas que ces médicaments psychotropes ont pour objectif de proposer une réponse chimique à un trouble qui doit être clairement identifié. Ils ne doivent pas être utilisés comme un remède miracle à un « vague à l'âme » diffus et ponctuel. Comme nous l'avons vu, nous sommes donc confrontés de plus en plus au risque de voir se normaliser une telle consommation. Il est grand temps de prendre conscience de cette triste spécificité, propre à notre pays, et de tirer la sonnette d'alarme.

Une consommation abusive qui s'inscrit dans un contexte mondial.

D'abord, que les français se rassurent : oui nous sommes champions en titre de ce type de consommation, mais la tendance est à la hausse dans la plupart des pays d'Europe, aux Etats-Unis et au Canada.

En Belgique, par exemple, l'Association Pharmaceutique Belge (A.P.B) a montré que la consommation y a plus que doublé en 10 ans : « En 1996, on comptait quelque 390 000 patients sous antidépresseurs ; ils étaient environ 860 000 fin 2006. [...] On estime que chaque mois 1.700 patients supplémentaires se font prescrire un antidépresseur », constate le professeur J.-M. Maloteaux, des cliniques universitaires Saint-Luc. Selon ce même professeur, cette surconsommation s'explique « tout autant par une augmentation du nombre de patients traités que par une augmentation des doses prescrites et des durées de traitement. »

Une étude belge des Mutualités Socialistes, publiée en mai 2006, avait déjà montré que 11,3 % des Belges s'étaient fait prescrire au moins une fois un antidépresseur. Ce chiffre atteignait même 14,5 % parmi les plus de 18 ans. (source : Union Nationale des Mutualités Socialistes, Données socio-économiques et étude longitudinale de la prescription des antidépresseurs, 2006)

Au Canada, on observe également le même phénomène. Ironie du sort, c'est au Québec, province francophone, que l'on en consomme le plus ! Ici, comme dans tous les autres pays concernés par ce phénomène, ce sont les femmes qui sont les plus grandes consommatrices de ces médicaments. La RAMQ rapporte en effet que 54 % de ces prescriptions concernent les femmes de 45 ans et plus.

Enfin, toujours au Québec, la RAMQ considère aujourd'hui que la dépression est la seconde cause de consultation d'un médecin derrière l'hypertension artérielle. Inutile de vous dire que la plupart de ces consultations se concluent par la prescription d'un antidépresseur.

L'Organisation Mondiale de la Santé prédit même aujourd'hui que les troubles dépressifs deviendront la principale source d'incapacité dans les pays développés à l'horizon 2020.

Et les Français dans tout ça ?

La situation française dans ce contexte mondial reste également très préoccupante, car la consommation de ces médicaments est en moyenne deux fois plus élevée en France que dans les autres pays européens, l'écart étant particulièrement flagrant avec l'Allemagne, le Royaume-Uni et les Pays-Bas.
Et contrairement aux idées reçues, toutes les tranches d'âge sont concernées par cette surconsommation : les personnes âgées sont particulièrement exposées, avec un usage le plus souvent chronique. La consommation de médicaments psychotropes concerne moins de 5 % des enfants jusqu'à l'adolescence,

mais augmente nettement ensuite, avec plus d'une fille sur 4 et près d'un garçon sur 5 ayant consommé des médicaments psychotropes avant l'âge de 18 ans.

Mais s'il est bien une classe de la population qui se détache nettement dans cette étude de consommation, ce sont une nouvelle fois les femmes : elles consommeraient en effet, et ce quelque soit leur âge, deux fois plus d'antidépresseurs que les hommes, selon ce même rapport. 12 % d'entre elles en consomment a minima une fois par an, contre 6% chez les hommes. Nous tenterons plus loin d'élucider ce mystère qui fait des femmes les premières touchées par ce phénomène.

Ces données chiffrées relativement spectaculaires révèlent l'avènement d'un véritable phénomène de société, et imposent une réflexion de fond sur l'usage abusif de ces psychotropes. Dans une dimension plus générale, ce constat doit nous amener à nous interroger sur nos comportements individuels face à nos troubles psychiques. Car cette situation ne cesse d'empirer avec les années, alors que rien aujourd'hui ne prouve que la dépression touche plus de monde qu'il y a dix ou vingt ans. Outre la problématique évidente de santé publique qu'elle implique, cette croissance démesurée de notre consommation d'antidépresseurs revêt également une dimension « politique ».

En effet, si les laboratoires pharmaceutiques se frottent les mains devant un tel engouement du public pour ces nouvelles drogues du « bien-être », notre système de santé, lui, est en pleine faillite. Ainsi, lorsque l'on sait que, selon les études, seuls 40 % à 50 % des individus traités par antidépresseurs souffrent effectivement d'une dépression caractérisée, et que l'on connaît la situation financière particulièrement critique de notre service public de santé, on a peine à comprendre ce gigantesque gâchis des deniers publics.

Un conditionnement social qui favorise l'apparition des symptômes dépressifs

Le mal-être de nos sociétés occidentales.

Il semblerait donc que ce « mal du XXIe siècle » frappe d'abord, et de plein fouet, les populations des pays développés. L'Organisation mondiale de la santé (OMS) nous offre à ce sujet des études statistiques intéressantes. En effet, selon cette organisation, 5 à 10% des hommes, et 10 à 20% des femmes sur l'ensemble de la planète auraient à faire face, au moins une fois dans leur vie, à un état dépressif pathologique proprement dit. Ces statistiques insistent également sur le fait qu'une large majorité de ces cas sont inventoriés en Occident, principalement en Europe et en Amérique du Nord.

Que peut-on alors conclure ? Qu'il y a tout d'abord un surdiagnostic flagrant de la dépression, ceci est incontestable. Mais serait-il imprudent d'avancer que le modèle social et économique commun de ces pays « industrialisés » agit également comme un facteur favorisant lourdement l'apparition de ces troubles ?

De nombreux chercheurs et sociologues se sont penchés sur cette question, et un grand nombre d'entre eux y ont répondu d'une voix unanime : oui, le triomphe d'un modèle de société presque exclusivement centré sur l'individu et le culte de la performance génère indéniablement un mal-être ambiant de plus en plus palpable, et participe de ce fait à la multiplication de ces cas pathologiques. La mise en compétition permanente des hommes entre eux, la disparition progressive des réseaux sociaux de solidarité classiques (comme jadis la religion, mais aussi la famille, la profession, et toutes sortes de « communautés »), ainsi que le recul de plus en plus marqué des institutions dans notre société,

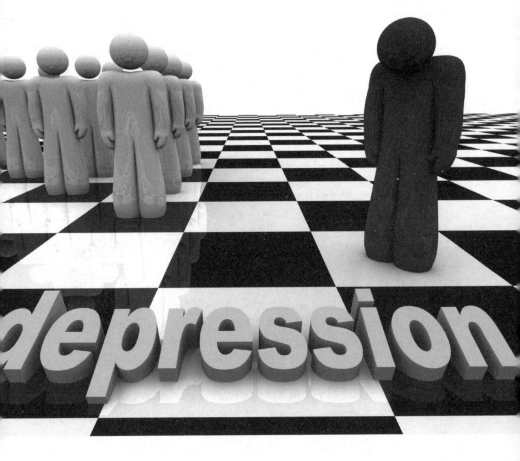

acculent de plus en plus d'hommes et de femmes à un sentiment de faiblesse insupportable qui les plonge progressivement dans la dépression.

La sociologue Eliane Perrin, docteur et chercheuse aux universités de Genève et de Lausanne, fait largement écho à cette analyse. Selon elle, « les exigences vis-à-vis de notre corps, de nos capacités intellectuelles et de notre contrôle émotionnel sont très élevées dans les sociétés occidentales actuelles. Quotidiennement, l'individu doit être performant dans tous les domaines, qu'ils soient professionnels, sportifs ou sexuels, de l'enfance jusqu'à un âge très avancé. Ne plus y parvenir inflige alors un sentiment de faiblesse et de culpabilité qui nous oriente vers la médecine pour demander de l'aide. »

La dépression progresse d'autant plus que le lien social se délite, que le modèle de société dans lequel nous vivons change et se transforme. Ou devrait-on dire, change et nous transforme.

Alain Ehrenberg est sociologue, et s'est longuement attardé sur ce problème. Membre du collège scientifique de l'Observatoire français des drogues et des toxicomanies (OFDT) de 1995 à 2002, et chargé de recherches au CNRS de 1997 à 2001, il est le fondateur du Groupement de recherche Psychotropes, Politique, Société. Il est donc un éminent spécialiste de ces questions. Comme l'explique fort bien le sociologue dans son ouvrage La fatigue d'être soi, paru en 1998, la dépression est la pathologie d'une société « où la norme n'est plus fondée comme jadis sur la culpabilité et la discipline, mais sur la responsabilité et l'initiative ». Elle se présente alors comme « une maladie de la responsabilité, dans laquelle domine le sentiment d'insuffisance ». Car selon lui, les nouvelles normes de notre société « incitent chacun à l'initiative individuelle et l'enjoignent à devenir lui-même ».

Désormais, seul l'individu compte, et il doit sans cesse donner de nouvelles preuves de ses performances. Le marginal n'est plus, comme au siècle dernier, celui qui transgresse les règles ou la loi, mais celui qui n'agit pas, qui n'a pas d'initiative, qui est « impuissant ». Cette pression et cette exigence permanentes de la société à l'égard des individus qui la composent ne sont plus contrebalancées par un système de classes qui protégeait ces individus en les intégrant dans un groupe. Les hommes se retrouvent alors seuls face à leurs questionnements, à leurs doutes, à leurs errances. Et pour certains d'entre eux, ce poids est trop lourd. Vient alors cette peur de ne pas être à la hauteur. La dépression devient alors « l'ombre de l'homme sans guide, fatigué d'avoir toujours à se dépasser pour devenir lui-même ».

Et puis il y a la médiatisation. « Dépression » est un mot qui s'utilise aujourd'hui à toutes les sauces, qui permet de mettre un mot sur tous nos maux. Prozac est devenu, comme le remarque le Pr Ehrenberg, un mot de la vie courante, « se substituant à antidépresseur comme Frigidaire s'est substitué à réfrigérateur ou Kleenex à mouchoir en papier ».

Le risque qui se pose donc ici, c'est de faire de la dépression, pathologie lourde et handicapante, un trouble qui concernerait tout le monde. Tout le monde aurait déjà fait sa « petite déprime ». Mais le Pr. Ehrenberg le rappelle, la dépression est bien plus qu'un simple état de tristesse transitoire. Cette maladie a « ceci de particulier qu'elle marque l'impuissance même de vivre. Elle s'exprime par la tristesse, l'asthénie (extrême fatigue), l'inhibition, et par cette difficulté à initier l'action que les psychiatres appellent le "ralentissement psychomoteur ". Le déprimé, happé par un temps sans avenir, est sans énergie, englué dans un "rien n'est possible ". » Elle ne concerne donc pas tout le monde, tant s'en faut, et la banalisation du terme dépression ne correspond pas à la réalité clinique de cette pathologie.

Pourtant, la prise d'antidépresseurs devient aujourd'hui tellement banale, tellement normale, dès lors qu'on fait face à un épisode douloureux dans notre vie quotidienne. Ils deviennent petit à petit dans nos esprits un accessoire indispensable à notre confort psychique, et perdent leur vocation à guérir une véritable pathologie.

Une souffrance morale légère ou directement liée à un événement extérieur ne constitue pas à elle seule cette pathologie. Au risque de paraître politiquement incorrect, il conviendrait même d'ajouter que cette souffrance est en partie nécessaire dans notre construction psychique. Elle permet en effet de nous structurer, et de nous outiller pour mieux affronter l'avenir et les souffrances futures. L'expérience du deuil en est un bon exemple. Difficile épreuve, la souffrance liée au deuil est pourtant une souffrance bien naturelle et bien normale. Vouloir la traiter à l'aide de psychotropes ne nous aide pas à nous construire une résistance face à ces terribles évènements (l'AFFSAPS déconseille d'ailleurs la prescription d'antidépresseurs en réaction à un deuil, considérant qu'une telle prescription n'est pas conforme aux indications de ces médicaments). Or, en traitant de cette manière le moindre de nos vagues à l'âme par des psychotropes, nos comportements glissent alors dange-reusement de la volonté de guérir à la seule volonté de ne pas souffrir, voire d'être simplement « mieux que soi ». Ce qui est radicalement différent. En d'autres termes, le risque qui se pose ici est de passer d'un comportement thérapeutique, à un com-portement relevant davantage de la toxicomanie, voire du dopage. La frontière entre médicaments psychotropes, sensés traiter une pathologie mentale clairement identifiée, et drogues illicites, qui ont pour but de modifier notre état de conscience, est de plus en plus friable. « Il nous faudra de plus en plus vivre avec des psy-chotropes améliorant l'humeur, augmentant la maîtrise de soi et adoucissant peut-être les chocs de l'existence », nous explique le Pr. Ehrenberg. « On ne distinguerait plus se soigner de se dro-guer », avance ensuite le sociologue, avant de s'interroger : « Al-lons-nous vers une société de confortables dépendances dans laquelle chacun prendra au quotidien sa pilule psychotrope ? Ne fabriquons-nous pas des hypocondriaques en masse ? »

Car, rappelons-le, les antidépresseurs peuvent atténuer cer-tains symptômes, mais ils ne soignent pas, même chez les au-thentiques dépressifs, les causes profondes des troubles. Ce qui laisse à penser qu'une forme artificielle de bien-être prend peu à peu la place de la véritable guérison. On peut, encore une fois, trouver des raisons sociales à cela. La société de consommation dans laquelle nous vivons demande toujours plus de compétition, de combativité, de productivité. Une souffrance psychique, aussi légère soit-elle, devient un problème, un handicap auquel il faut remédier le plus vite possible si l'on veut rester dans la course, efficace, performant.

A quoi bon tenter de comprendre la source de ses problèmes, à travers une psychothérapie longue, coûteuse et qui n'a pas donné de garanties formelles de réussite ? Alors qu'on peut, rapide-ment, sans presque rien débourser, et en ne faisant appel qu'à son médecin traitant, avoir accès à ces « pilules miracles » si répandues et si « inoffensives » qu'on en donne même à nos ani-maux domestiques !

Du Prozac contre l'angoisse de Médor

La compagnie pharmaceutique Eli Lilly a obtenu l'aval des autorités américaines pour que le Prozac, son antidépresseur vedette, soit aussi vendu désormais pour traiter l'angoisse des chiens.

Reconstitué sous forme de comprimé masticable ayant la saveur de la viande de bœuf, le Prozac, rebaptisé Reconcile, a été approuvé par la FDA (Food and Drug Administration), a indiqué mercredi le fabricant.

« Les recherches effectuées par Lilly montrent que 10,7 millions de chiens, soit 17 % des chiens américains, souffrent d'anxiété liée à la séparation », argumente Steve Connell, un cadre de la compagnie.

L'anxiété canine peut se manifester lorsque les toutous sont laissés seuls par leurs maîtres, et elle se signale par une série de comportements indésirables comme l'envie de détruire, des aboiements excessifs, des désordres alimentaires, des pipis et cacas ici et là dans la maison. Le Prozac, selon Lilly, peut réduire sensiblement le désarroi du chien qui se sent abandonné.

Les femmes et la dépression.

Nous l'avons évoqué au début de cet ouvrage, les femmes consommeraient deux fois plus d'antidépresseurs que les hommes. Il ne s'agit pas là d'une spécificité française, le constat est le même dans tous les pays développés. A quoi cela est-il dû ?

Les femmes seraient-elles plus dépressives que les hommes ? Les médecins auraient-ils davantage de facilité à prescrire des antidépresseurs lorsqu'il s'agit d'une patiente plutôt que d'un patient ? La gent féminine serait-elle plus demandeuse de soins, d'aide, que son homologue masculine ? Adopte-t-elle une attitude différente face au mal-être et aux difficultés, face à sa souffrance personnelle ? Le conditionnement social de la femme dans nos sociétés serait-il à l'origine de cette disparité ?

Plusieurs pistes sont à explorer pour tenter d'expliquer cette étrange distinction entre les hommes et les femmes.

D'abord, certains affirment que les femmes seraient psychiquement plus vulnérables que les hommes, en raison des nombreux changements physiologiques et hormonaux auxquels elles ont à faire face tout au long de leur vie.

Il est vrai que d'importants bouleversements physiologiques viennent ponctuer la vie des femmes. Accouchement et période post-partum, syndrome prémenstruel, ménopause, sont des périodes pendant lesquelles un déséquilibre hormonal peut perturber et fragiliser les femmes. Leur humeur, leur moral peuvent en effet s'en trouver affectés.

Le syndrome post-partum, notamment, a donné lieu à certains tableaux cliniques spécifiques de la dépression, et il est vrai que de nombreuses femmes gèrent difficilement ce changement d'état, la nouvelle relation à leur corps, à leur sexualité, et la séparation physiologique d'avec leur enfant.

Pour autant, il serait exagéré de considérer cette fluctuation hormonale comme une cause déterminante du mal-être féminin et du recours des femmes aux antidépresseurs. Cela signifierait en somme que cette fluctuation est anormale, problématique, et que la norme correspondrait finalement davantage à la réalité physiologique masculine. En clair, cette explication laisserait entendre que la norme de référence est la constance hormonale, la constance d'humeur. Donc la masculinité. Ce qui est totalement absurde et infondé.

De plus, cette explication ferait l'impasse sur le fait que ces bouleversements physiologiques sont le plus souvent accompagnés de changements de vie profonds.

La période post-partum, par exemple, est liée à une nouvelle maternité, donc aux changements de vie qui l'accompagnent : vie de couple plus marquée, suspension de la carrière professionnelle, découverte de la responsabilité parentale... Autant de changements qui n'ont rien à voir avec un déséquilibre hormonal, mais qui peuvent tout autant, voire plus, perturber le fonctionnement psychique des femmes et favoriser dans certains cas l'apparition d'un mal-être ou de symptômes dépressifs.

La ménopause correspond également à une étape clé dans la vie d'une femme, et s'accompagne bien souvent de profonds bouleversements. Il s'agirait donc davantage de causes externes et liées à l'environnement, plutôt qu'une sorte de déterminisme génétique féminin, concept hasardeux qu'il convient de manier avec beaucoup de prudence.

Ce qui nous amène à nous tourner maintenant vers la condition de la femme, son statut social, pour expliquer cette disparité homme femme face à la dépression.

Il semble en effet que les inégalités sociales entre les hommes et les femmes soient en partie responsables d'une certaine mélancolie féminine. Ces inégalités, bien qu'elles aient tendance à se réduire avec le temps, sont loin d'être effacées. Force est de reconnaître que les femmes subissent encore de manière générale de flagrantes inégalités sociales, qu'il s'agisse du niveau de formation, d'accès à l'emploi, à certains postes à responsabilités, de niveau de rémunération... Toutes ces disparités auraient donc un impact réel sur la santé mentale et la détresse psychologiques des femmes.

D'autre part, dans leur réalité quotidienne, les femmes assument bien souvent un double rôle. En effet, si la plupart des femmes ont aujourd'hui une activité professionnelle, elles ne sont pas pour autant affranchies, dans leur foyer, des charges familiales et domestiques. C'est la fameuse « double journée », qui, loin d'être un mythe, aurait une incidence certaine sur l'équilibre et la santé des femmes. Ce cumul représente une charge de travail considérable et une source de fatigue, à la fois physique et morale. Cette réalité sociale expliquerait donc, en partie, le fait que les femmes ont plus fréquemment recours aux soins psychologiques.

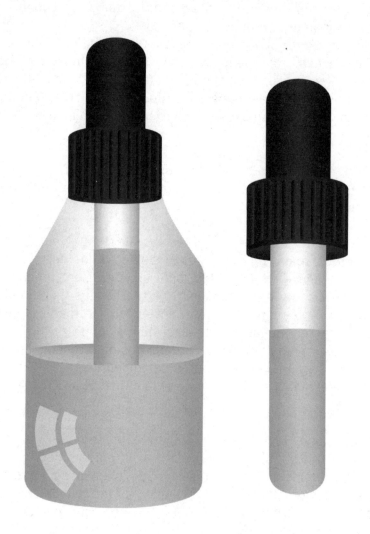

Et que dire de la situation des femmes seules avec des enfants à charge ? On oublie souvent que les trois quarts des familles mono-parentales ont une femme pour chef de famille. Comme l'explique un rapport de l'OMS baptisé Les femmes et la santé mentale, ce n'est pas tant la monoparentalité qui est un problème, mais le cumul de difficultés que cette situation engendre : dans la plupart des cas, les femmes seules avec enfants ont des revenus moins élevés, un niveau de formation inférieur et un travail moins quali-fié, et sont plus souvent confrontées au chômage. » Selon ce rap-port, la fréquence des symptômes dépressifs chez les femmes est à mettre en corrélation avec les effets conjugués de la discrimina-tion sexiste et d'une mauvaise situation économique.

Ensuite, il convient de rappeler la force des exigences de notre so-ciété envers les femmes. Car si les individus sont, d'une manière générale, soumis à une pression constante et à une évaluation permanente de leurs performances, les femmes sont en réalité les premières touchées par ce phénomène. Elles sont en effet confrontées en permanence aux défis que la société leur impose. Besoin de faire attention à leur ligne, nécessité de ressembler aux modèles de papier glacé des magazines, d'être toujours impec-cables, de soigner leur coiffure, leur tenue, etc. Elles se doivent d'être actives, de réussir leur carrière (la fameuse « working girl »), leur vie de couple, l'éducation des enfants... Bref, de conquérir le monde sur tous les fronts : travail, famille, amours, loisirs. Cela peut sembler anecdotique de prime abord, mais cette pression est pourtant bien réelle, et extrêmement forte. Ce modèle illusoire de perfection, relayée à grands frais dans la presse féminine, en-gendre consciemment ou inconsciemment ce sentiment de « ne pas être à la hauteur » caractéristique de l'état dépressif. Ce senti-ment d'insuffisance face à un modèle imposé par les médias et les faiseurs de tendances est sans conteste une des dérives majeures de notre société de consommation.

Il y a également une autre explication au fait que les femmes consomment davantage d'antidépresseurs que les hommes. Et elle vient peut-être cette fois du conditionnement masculin. Il est fort probable en effet que l'image de l'homme, toute faite de maî-trise de soi et de virilité triomphante, le conditionne à ne pas aller chercher l'aide dont il a besoin. Selon diverses études, il apparaît que les hommes consultent nettement moins que les femmes pour leurs problèmes psychiques. Cela ne signifie pas qu'ils sont finalement moins sujets à la dépression que les femmes. Beaucoup d'hommes, dans leurs représentations sociales, et dans leurs habitudes, rechignent à parler de leurs problèmes devant un médecin, considérant une telle démarche comme une sorte de déballage honteux qui remettrait en cause le contrôle qu'ils ont sur eux-mêmes. La maîtrise de leurs émotions est vécue par de nombreux hommes comme une composante essentielle de leur masculinité. Pour autant, cette maîtrise n'est qu'illusoire, ce contrôle n'est qu'une façade. Car le mal-être est toutefois bien présent, dans une proportion quasi similaire chez les deux sexes. Les hommes exprimeront leurs souffrances d'une autre manière, voilà tout : comportements addictifs (alcoolisme), apparition de problèmes de santé (maladies psychosomatiques), conduites dangereuses, et à l'extrême fin de cette chaine, le suicide.

Le suicide, on ne le sait pas assez, concerne beaucoup plus d'hommes que de femmes.

Une journée d'étude sur la prévention du suicide en Belgique a donné naissance à un texte fort intéressant sur les raisons du taux très élevé de suicide chez les hommes. En voici un extrait : « Est-ce parce que, malgré les évolutions dans le statut des hommes dans notre société occidentale, la représentation de l'homme reste empreinte d'une image de force ? Et de fait, ce type de représentation place ces hommes en contradiction intérieure profonde. Les exigences de l'aide étant antinomiques par rapport aux impératifs de la masculinité, elles ne peuvent qu'être génératrices d'angoisse et de stress supplémentaire. Demander de l'aide, c'est souvent devoir renoncer au contrôle plutôt que de le conserver, accepter de montrer ses faiblesses plutôt que de faire état de sa force, vivre l'expérience de la honte plutôt que de s'afficher fièrement, oser exprimer ses émotions plutôt que de demeurer stoïque à tout prix, faire face à sa douleur et à sa souffrance plutôt que de les nier. » On constate en effet dans de nombreux services d'aides que les hommes investissent moins ces structures que les femmes, que la population qui consulte les services sociaux ou les services d'aide psychologique reste encore majoritairement féminine.

Certains spécialistes de la question avancent également que les professions d'aide dans le domaine psychomédical étant principalement représentées par les femmes, cela pourrait, pour certains hommes, constituer un obstacle supplémentaire pour demander de l'aide. Cela se vérifie jusque dans les termes. On évoque en effet volontiers le terme d'« assistante sociale », en oubliant que des hommes aussi exercent cette profession. Cette volonté de contrôle et de maîtrise de soi, cette appréhension à parler de ses problèmes avec une femme peuvent, pour certains d'entre nous, paraître bien absurdes, voire quelque peu sexistes. Il semble néanmoins qu'elles soient le reflet d'une certaine réalité.

Voilà donc quelques pistes de réflexion pour tenter de comprendre pourquoi les femmes sont deux fois plus consommatrices d'antidépresseurs que les hommes. Malgré tout, et quelle qu'en soit la raison, cette consommation féminine reste largement excessive et bien souvent injustifiée. Elle est le résultat d'une médicalisation et d'une psychologisation excessive de notre société.

Ajoutons pour conclure ce sujet que la presse féminine tient également un rôle plus direct dans cette disparité de consommation entre les hommes et les femmes. Les articles concernant la dépression pullulent en effet dans ces magazines féminins, sous couvert de vulgarisation et d'information du grand public. Fréquemment coincés entre « comment retrouver la ligne avant l'été », et les « dix astuces pour entretenir son couple », de petits sujets simplistes traitent avec légèreté de la dépression, multipliant amalgames et approximations. Impossible dans ces articles de distinguer la petite déprime saisonnière de la vraie dépression. Tout y est mélangé, incomplet, vague. Ces articles suscitent alors chez les lectrices le besoin de recourir à des soins médicaux, même lorsque leur souffrance est légère, provisoire et superficielle. Elles se reconnaîtront par exemple dans certains symptômes évoqués (tristesse, insomnie, démotivation), et décideront, inquiètes, d'aller consulter leur médecin. Elles énuméreront devant lui les symptômes lus dans ces articles, posant cette grande question : « Est-ce que je fais une dépression, docteur ? » Certains médecins, trop à l'écoute de ces symptômes, prescriront alors un antidépresseur, sans tenter d'examen plus approfondi. Cette presse, par sa légèreté sur ces questions, contribuerait donc à banaliser la dépression et les traitements qui l'accompagnent.

Il serait toutefois injuste de blâmer ces magazines sans faire la critique de nos institutions officielles, qui, sur ces questions, sont également très performantes dans le domaine de la désinformation.

Nous sommes également face à une problématique : au lieu de laisser le traitement par antidépresseur aux personnes souffrant d'un trouble dépressif caractérisé et clairement identifié, donc à celles qui en ont réellement besoin, on encourage indirectement les personnes saines à chercher en elles les traces d'une pathologie dépressive. Celles-ci finiront, inquiètes sur leur état de santé, par se tourner vers une prise en charge médicale de leur « petite déprime ».

Or, dans la majorité des cas, c'est leur médecin généraliste qui effectuera cette prise en charge. Ce dernier, par manque de formation ou de temps à consacrer au patient, finira bien souvent (trop souvent), par le placer sous antidépresseurs.
Ce qui nous amène à une autre interrogation : peut-on continuer à laisser entre les mains des généralistes le soin de traiter les troubles psychiques, particulièrement les troubles dépressifs ? Est-il encore sensé de confier la prescription d'antidépresseurs à un médecin généraliste, pour qui les troubles psychiques ne sont pas, par définition, la spécialité ?

Des mécanismes de prescription inadaptés et obsolètes

Le psychisme est un élément de notre santé à part entière, et ses troubles suscitent les soins d'un spécialiste. Lorsque nous souffrons d'une rage de dents, il ne nous viendrait pas à l'idée d'être soigné par un généraliste ! Lorsqu'un grain de beauté devient suspect, ce n'est pas vers un généraliste que nous nous tournons, mais vers un dermatologue, plus à même de déceler quelque chose d'anormal, ou de nous rassurer si tout va bien. Quelle est alors cette étrange idée qui nous pousserait, lorsque notre psychisme nous joue des tours, à nous orienter vers un médecin généraliste ?

Une prise en charge inadaptée des troubles psychiques.

Les méandres de l'esprit sont complexes, sinueux, et ses mécanismes sont encore partiellement méconnus de la médecine moderne. Mais ce qui est certain, c'est que les médecins généralistes, bien que tout à fait compétents dans de nombreux domaines, ne sont pas les plus à même de décider de la manière dont nos troubles psychiques doivent être pris en charge. Pourtant, comme nous l'avons déjà évoqué plus haut, plus de 80% des prescriptions d'antidépresseurs se font dans les cabinets des médecins généralistes. Avant de mettre en lumière les lourdes conséquences de cette anomalie sur l'augmentation de la consommation d'antidépresseurs, voyons d'abord quelles sont les recommandations de l'AFSSAPS en matière de prescription de ces psychotropes.

Dans un rapport intitulé Bon usage des médicaments antidépresseurs dans le traitement des troubles dépressifs et des troubles anxieux de l'adulte, l'AFSSAPS donne ses recommandations en matière de diagnostic de la dépression et de prescription d'antidépresseurs. L'AFSSAPS commence, en préambule de ce rapport, par faire le constat suivant : « Seulement la moitié des patients traités par antidépresseurs souffrent effectivement d'un trouble qui répond aux indications de l'AMM des médicaments antidépresseurs. »

L'AMM (Autorisation de Mise sur le Marché) est une institution qui détermine pour chaque médicament le cadre strict dans lequel il doit être prescrit. Ici, l'Agence fait donc l'aveu que la moitié des prescriptions se fait à tort, sans réelle justification médicale !

L'AFSSAPS établit ensuite une distinction trop souvent oubliée des médecins : l'apparition de « symptômes » dépressifs isolés ne saurait constituer à elle seule un « trouble » dépressif caractérisé. « Les troubles dépressifs sont définis par la présence d'une constellation de plusieurs symptômes suffisamment intenses, nombreux et durables pour justifier ce diagnostic, et d'une souffrance cliniquement significative associée à une altération du fonctionnement social ou professionnel marquée », nous dit ce rapport.

Les antidépresseurs ne sont indiqués qu'en cas d' « épisode dépressif majeur » (EDM), c'est-à-dire caractérisé, « d'intensité moyenne ou sévère ». On retiendra donc :

   - que les symptômes dépressifs isolés ne justifient pas la prise d'antidépresseurs.

   - qu'un trouble dépressif caractérisé d'intensité légère ne justifie pas la prise d'antidépresseurs.

L'AFSSAPS déconseille également la prescription d'antidépresseurs lors de « symptômes d'intensité sévère, mais transitoires (par exemple, une réaction à un deuil) ».

Les symptômes définissant un épisode dépressif majeur sont répertoriés dans une sorte de « manuel diagnostique » appelé DSM-IV. Rappelons que pour de nombreux psychiatres, ce manuel diagnostique, ce « DSM », à lui seul, ne suffit encore pas pour diagnostiquer une dépression majeure.

Les symptômes énoncés dans ce manuel sont les suivants :

● Humeur dépressive présente pratiquement toute la journée, presque tous les jours signalée par le sujet (ex. : pleurs).

● Diminution marquée de l'intérêt et du plaisir pour toutes ou presque toutes les activités pratiquement toute la journée, presque tous les jours (signalée par le sujet ou observée par les autres).

● Perte ou gain de poids significatif en absence de régime (ex : modification du poids corporel en 1 mois excédant 5%) ou diminution ou augmentation de l'appétit presque tous les jours.

● Insomnie ou hypersomnie presque tous les jours.

● Agitation ou ralentissement psychomoteur presque tous les jours (constatés par les autres, non limités à un sentiment subjectif de fébrilité ou de ralentissement intérieur).

● Fatigue ou perte d'énergie presque tous les jours.

● Sentiments de dévalorisation ou de culpabilité excessive ou inappropriée (qui peut être délirante) presque tous les jours (pas seulement se faire prier ou se sentir coupable d'être malade).

● Diminution de l'aptitude à penser ou à se concentrer ou indécision presque tous les jours (signalée par le sujet ou observée par les autres).
● Pensées de mort récurrentes (pas seulement une peur de mourir), idées suicidaires récurrentes sans plan précis ou tentative de suicide ou plan précis de se suicider. »

Selon l'AFSSAPS, un épisode dépressif d'intensité sévère, c'est à dire pouvant nécessiter la prescription d'antidépresseurs, doit être caractérisé par « au moins 8 de ces symptômes ». Or on sait pertinemment que tous les patients sortant des cabinets des généralistes avec à la main une prescription d'antidépresseurs ne répondent pas à cette liste entière de symptômes. Et c'est tant mieux ! Dans ce cas, pourquoi les leur prescrire malgré tout ?

Alors que, de l'aveu même de l'AFSSAPS, dans le cas d'un « épisode d'intensité légère, les antidépresseurs n'ont pas démontré leur efficacité par rapport à un placebo » ! Qu'importe, on prescrit quand même. Il suffit, bien souvent, d'un seul rendez-vous, et de quelques minutes passées avec son généraliste pour se retrouver gratifié d'un tel traitement. Pourtant, « il est rappelé qu'un diagnostic de dépression ne peut se poser qu'à l'issue d'un interrogatoire à la recherche de tous les symptômes définis par le DSM-IV », indique l'AFSSAPS. On est bien loin du compte.

Et quels sont les médecins qui évaluent de manière sérieuse et clinique les risques suicidaires de leurs patients ? On comprend qu'une telle évaluation est une bien grande responsabilité laissée à la charge des généralistes. Car elle dépasse largement le cadre de leurs compétences habituelles en médecine générale.

Pourtant, cette évaluation « doit être réalisée systématiquement chez tout sujet présentant des symptômes dépressifs, même si le patient ne l'évoque pas spontanément », nous dit ce rapport. Il va même plus loin : « Cette évaluation doit être particulièrement soigneuse, notamment chez le jeune adulte ou le sujet âgé, puisque ces deux classes d'âge sont particulièrement à risque de passage à l'acte suicidaire. »

Sujet d'autant plus complexe que certains antidépresseurs peuvent eux-mêmes engendrer des pulsions suicidaires chez de jeunes patients, particulièrement s'ils sont couplés avec des anxiolytiques, ce qui est, hélas, souvent le cas. Le repérage des idées suicidaires chez un patient est donc capital.

C'est là une raison supplémentaire de laisser à des spécialistes de santé mentale le soin de faire ce diagnostic. D'ailleurs, contradiction pour le moins étrange, l'AFSSAPS admet que cette évaluation « parfois difficile » du risque suicidaire « requiert, dans le doute, un avis spécialisé ».

Donc, en résumé, on laisse libre champ au médecin généraliste pour faire son diagnostic, tout en recommandant tout de même « un avis spécialisé » !

Pourquoi ne pas directement orienter ces patients vers un spécialiste ?

Laboratoires et visiteurs médicaux : les VRP de la médecine.

La formation des médecins généralistes en matière de pathologies mentales semble bien insuffisante. Pourtant, de nombreux prétendants à leur formation se bousculent chaque jour aux portes des cabinets, et tentent de distiller leur « bonne parole » pseudo médicale. Mais ce ne sont pas véritablement des médecins... Des chercheurs alors, me direz-vous ? Non plus. Des universitaires ? Des psychiatres ? Toujours pas.

Ce sont les prosélytes du médicament, les VRP de la gélule. Ils redoublent d'inventivité et d'opiniâtreté pour « vendre » à nos médecins leurs produits toujours miracle, et ne sont jamais à court d'arguments sur les innombrables vertus de leurs pilules magiques, disponibles dans toutes les tailles et dans tous les coloris ! Cette étrange profession, qui vise à toujours faire converger les intérêts de la science et de la médecine avec les intérêts sacrés du business, c'est celle de visiteur médical. Comment vous parler de surconsommation d'antidépresseurs sans se référer au rôle central joué par cette profession ? Comment vous exposer les raisons d'une telle dérive consommatrice sans leur rendre le vibrant « hommage » qui leur est dû ? Nous nous refusons à telle injustice ! Rendons immédiatement à « Big Pharma » et à ses colporteurs leur véritable place dans ce débat.

Les visiteurs médicaux sont le bras armé des laboratoires, particulièrement en France, où les publicités dans les médias pour les médicaments psychotropes sont interdites. Ils sont donc, avec les revues médicales spécialisées, l'unique moyen pour les laboratoires de faire connaître leurs dernières trouvailles. Mais ils sont également, et c'est là tout le problème, souvent la seule source d'informations à la disposition des médecins !

Les industriels du médicament ont pourtant un devoir d'information et d'objectivité quant aux produits qu'ils vendent. Mais dans la pratique, cette information objective se transforme bien souvent en une action promotionnelle. C'est le job des visiteurs médicaux. On estime qu'ils sont en France entre 15 et 20 000 à démarcher ainsi quotidiennement les médecins pour le compte des laboratoires. Il s'agit donc d'un budget colossal pour ces labos, qui en attendent bien entendu une forte rentabilité. Cadeaux bonus et autres avantages pour vous remercier de votre « fidélité». La pression des laboratoires sur nos médecins est donc permanente et sans relâche, usant de toutes les techniques marketing et commerciales qui ont fait leurs preuves pour d'autres catégories de produits. Comment parler, dans ce cas, d'objectivité et de transparence ?

Le but de ces visites, à peine dissimulé, est non pas d'informer, mais de promouvoir un produit, afin que le médecin le prescrive en masse à ses patients dans sa pratique quotidienne.

Ce lobbying incessant des industriels en direction du corps médical fonctionne extrêmement bien, particulièrement quand il s'agit du traitement des troubles psychiques. En effet, contrairement aux maladies classiques, il est très difficile pour un médecin de se prononcer sur des troubles qu'il ne maîtrise ou ne comprend que très partiellement. Ainsi, très naturellement, c'est dans le domaine de la dépression, compte tenu du marché actuel et des marchés potentiels, que les lobbyistes ont déployé le plus d'efforts.

Rappelons qu'en ce qui concerne les alternatives thérapeutiques au médicament, il n'existe évidemment pas de dispositif promotionnel comparable. Les psychothérapies, comme la psychanalyse, ou d'autres alternatives non médicamenteuses ne disposent pas d'un tel réseau de bons soldats prêts à démarcher les médecins sur leurs bienfaits.

Bien sûr, puisque la parole, le temps, l'écoute, pourtant indispensables aux patients pour espérer une amélioration durable de leur état, n'ont aucune valeur marchande pour les laboratoires !

Tant qu'on restera dans ce système de prescription totalement ouvert et sans véritable contrôle, tant qu'on continuera d'attribuer aux médecins généralistes le soin de diagnostiquer la dépression sans leur proposer de véritable formation objective et indépendante sur ces questions, les visiteurs médicaux garderont le champ libre pour imposer à ces médecins leur façon de penser et de soigner.

Nous pourrions évoquer également le rôle des revues médicales, destinées à l'information des médecins sur les thérapies existantes, et intégralement financées grâce aux publicités pour divers médicaments. Il n'y a guère que la revue Prescrire qui se refuse encore à ce jeu de dépendance financière vis-à-vis des laboratoires, en excluant toute publicité dans leurs pages. Cette revue fait véritablement figure d'exception dans ce domaine, et mérite au passage qu'on la félicite pour sa transparence exemplaire. Mais pour la plupart de ces revues, les liens organiques qu'elles entretiennent avec leurs financeurs, donc avec les laboratoires, sont si forts qu'on peut formuler quelques doutes sur leur objectivité et sur leur impartialité. C'est le moins que l'on puisse dire.

Cette mainmise de l'industrie pharmaceutique sur l'information des médecins procède donc d'un mécanisme bien huilé. Les visiteurs médicaux viennent présenter aux généralistes leurs produits, dont les revues spécialisées se chargent de faire la publicité, sous couvert de rigueur scientifique.

On voit mal, là encore, par quels moyens un contre-discours pourrait être diffusé au corps médical. Bien sûr, nombre de médecins, de psychiatres, de psychanalystes, tentent de présenter des alternatives intéressantes aux antidépresseurs, et dénoncent cette main mise des lobbyistes sur le corps médical. Mais par le biais de quelles tribunes peuvent-ils exprimer leurs réserves ? Et de quels outils de diffusion disposent-ils pour présenter leurs points de vue et leurs alternatives ?

Certains résistent encore à cette propagande ? Qu'à cela ne tienne, les médecins récalcitrants se font alors inviter à des séminaires, colloques, et autres congrès, mis sur pied par les laboratoires en question. L'occasion pour ces laboratoires de mettre en avant leurs recherches grâce à l'intervention de spécialistes (universitaires, psychiatres, chercheurs, biologistes...). Inutile de préciser que ces « spécialistes » sont bien entendu grassement rémunérés pour leur précieuse intervention, et sont triés sur le volet par le fabricant du médicament. Autant vous dire qu'on y rencontre rarement des intervenants qui se permettront de critiquer le fameux médicament.

Les colloques nationaux organisés pour le lancement ou le bilan d'un produit en sont le parfait exemple. En général, les laboratoires font appel, pour promouvoir ce nouveau médicament, à des « leaders d'opinion » (universitaires ou non) qui seront alors nommés comme président du colloque ou comme intervenants. Leur absence de critiques sur le message délivré par l'industriel est évidemment très recherchée. Mais dans tous les cas, le choix des thèmes du colloque et des orateurs est effectué par le laboratoire, même si en apparence, ces orateurs sont invités par le président du colloque ou par un conseil scientifique. Même les diapositives utilisées lors de ces congrès, et présentées par tel ou tel spécialiste, ont en fait été entièrement conçues et réalisées par le laboratoire.

Ce que l'on sait moins en revanche, c'est l'implication des industriels du médicament dans la formation continue des médecins, formation pourtant sensée être totalement indépendante, et assurée par les pouvoirs publics. Qu'est-ce que la formation médicale continue ? C'est une opportunité, mise en place par les pouvoirs publics et les institutions de santé, offerte aux médecins qui le souhaitent de s'informer sur les progrès de la médecine et ses dernières découvertes. Cette formation est donc censée offrir aux médecins un éventail complet et objectif des nouvelles solutions thérapeutiques existantes pour telle ou telle pathologie.

Pourtant, là encore, les laboratoires sont parvenus à planter leur drapeau et à influer sur les pratiques des généralistes. Disons tout de suite que l'aide apportée par les laboratoires au choix des thèmes, leur collaboration à l'orientation des débats et leur participation au contenu des programmes, fait qu'il n'est pas possible de dire que la formation médicale continue est indépendante. » Si le lobby pharmaceutique est assez puissant pour s'immiscer jusque dans la formation officielle de nos médecins, pourtant très règlementée, rien d'étonnant à ce qu'il soit parvenu à imposer à tous (médecins comme patients) l'idée selon laquelle il ne serait pas possible de soigner les troubles psychiques hors du sentier balisé du médicament. Comment en vouloir aux médecins ? Car tout, autour d'eux, les pousse de manière systématique vers une seule et même direction : le médicament.

Gare au cocktail détonnant !

La faible formation des médecins généralistes en matière de prise en charge des troubles psychiques engendre un autre effet pervers. La prescription beaucoup trop fréquente de cocktails médicamenteux. Il est en effet impératif de rappeler à nos lecteurs les dangers de certaines associations de psychotropes, comme le « fameux » cocktail antidépresseur-anxiolytique. Rien de tel pour développer une douce dépendance à ces médicaments, et pour profiter sans entraves d'effets secondaires particulièrement lourds. Et pour quelle efficacité ! Toutes les études s'accordent aujourd'hui à montrer à quel point ce mélange détonnant est dangereux et peu efficace dans le traitement de la dépression. Cela n'empêche pas pour autant les généralistes de le prescrire en abondance.

L'étude de l'Inserm ne nous rassure pas sur ce point. Elle montre en effet que « plus d'un patient sur deux pour lequel un traitement antidépresseur a été initialisé a également reçu un anxiolytique ».

Se pose également le problème du suivi. Un antidépresseur n'est pas un traitement à prendre à la légère. Et lorsqu'il est pris de manière irrégulière, disparate, ou à de mauvaises doses, il devient, dans le meilleur des cas totalement inefficace, dans le pire des cas carrément dangereux. Pourtant, là encore, les recommandations sont claires. L'encadrement et le suivi sont essentiels pour ce type de traitements.

Or, on devrait également s'interroger sur la capacité des généralistes à remplir cette mission qui ne devrait pas être la leur. Il n'est en effet pas rare d'entendre un médecin dire à son patient à la fin de la consultation, et après lui avoir prescrit une boite d'antidépresseurs : « Revenez donc me voir dans un mois ou deux, si les problèmes persistent. » Sans réellement les informer sur la nature d'un tel traitement.

Car les antidépresseurs ne sont pas des anxiolytiques. Ils ne fonctionnent pas du tout de la même manière. Un antidépresseur ne se prend pas « en cas de crise », ou pour de petites périodes d'angoisse ou de baisse de forme. Un traitement antidépresseur se prescrit pour une longue durée, 6 mois ou plus, sans quoi il n'a aucune efficacité. On constate pourtant une curieuse anomalie lorsqu'on observe les chiffres sur la prescription d'antidépresseurs en France. Une grande partie des ordonnances ne dépasserait pas deux mois !

Par ailleurs, comble de l'absurde, différentes études ont également montré qu'un certain nombre de patients qui se sont vus prescrire un antidépresseur de manière injustifiée, ne prennent pas, ou prennent mal, ce traitement. C'est dire s'ils ont le sentiment que ce traitement est efficace !

En réalité, on blâme souvent les patients, en affirmant que ce sont eux qui réclament à leur médecin un antidépresseur. Si cela est vrai pour certains d'entre eux, il ne s'agit que d'une faible minorité, et non d'une règle générale. En effet, bon nombre de patients, faisant part à leur médecin d'une légère baisse de forme, d'énergie, de moral, se voient alors prescrire un antidépresseur, sans rien avoir demandé, et souvent pour une durée si faible qu'elle rend d'ailleurs ce traitement inutile et inefficace.

Certains médecins ne prendraient même pas la peine de parler avec leurs patients des modalités d'un tel traitement : effets secondaires, durée ou modalités d'arrêt du traitement. Ce sont pourtant des données essentielles pour bien faire comprendre au patient toutes les contraintes de ce genre de médicaments. On peut même imaginer que le simple fait d'expliquer toutes ces modalités pourrait amener les patients dont la souffrance est relative ou passagère à chercher d'autres solutions thérapeutiques.

Toutefois, certains patients ne sont pas dupes, et prennent rapidement conscience qu'un tel traitement est disproportionné par rapport à leur état.

Que peut-on en conclure, sinon que toutes ces prescriptions ne servent à rien, sinon à enrichir les laboratoires, et accessoirement, les médecins ? Alors, prescrire de tels médicaments pour un seul mois, sans s'assurer de bien avoir fait comprendre au patient dans quelle « aventure » il s'embarquait, n'a pas véritablement de sens.

Prendre le temps du diagnostic.

Pour bien expliquer toutes les contraintes d'une telle cure, il faut du temps. Et du temps, les médecins généralistes, particulièrement en zone urbaine, en ont de moins en moins à consacrer à leurs patients. C'est encore pire pour les patients qui ont les revenus les plus modestes. En clair, plus le niveau social du patient est faible, plus la consultation sera expéditive.

Le rapport de l'Inserm évoqué plus haut nous apprend en effet que, « comme cela a été observé par ailleurs, les durées de consultation sont en moyenne plus faibles pour les patients de niveau social plus modeste. » Cette analyse révèle que « ce n'est pas en raison des tarifs pratiqués, mais probablement en lien (...) avec la charge de travail des médecins dans ces zones de plus forte précarité. »

Les consultations s'enchaînent donc à un rythme effréné, les journées s'allongent et le médecin généraliste n'a plus le recul et le temps nécessaire pour aborder sereinement avec ses patients leurs problèmes plus enfouis, plus intimes, qui sont à l'origine de leurs souffrances.

Pourtant, on n'insistera jamais assez sur l'importance de la relation entre le patient et le médecin, quel qu'il soit. C'est d'autant plus vrai en ce qui concerne les problèmes psychiques.

La plupart des médecins ne réalisent pas à quel point ce temps d'écoute peut parfois être déterminant pour comprendre et guérir ces troubles de l'esprit. Ainsi, les médecins adoptent-ils trop souvent, faute de temps et de formation, la solution de facilité, et prescrivent des antidépresseurs. On ne peut pas réellement leur en vouloir, ils veulent avant tout soulager une souffrance immédiate et ils sont, malheureusement, conditionnés à traiter ce mal de manière presque mécanique. Pour ces médecins, chaque cortège de symptômes révèle une maladie bien définie. Et cette maladie a forcément un traitement qui lui est propre.

Pourtant, la réalité est bien plus complexe, car chaque cas est différent ! On ne soigne pas les blessures de l'âme comme on soigne une mauvaise toux.

De graves lacunes dans la formation des médecins généralistes.

Une des différentes raisons qui pourraient expliquer ce manque de formation des médecins, ou leur parti pris en matière de solutions thérapeutiques, est sans conteste la disparition, progressive mais désormais totale, des enseignements de psychopathologie en faculté de médecine.

La psychopathologie est l'étude raisonnée des troubles mentaux ou psychologiques. La disparition pure et simple de cette discipline dans les facultés de médecine a réduit l'évaluation des troubles psychiques aux seuls critères utilisés pour les essais thérapeutiques. En d'autres termes, on accorde plus d'importance aujourd'hui à l'action de certains médicaments, comme les antidépresseurs, sur les symptômes d'une maladie comme la dépression, plutôt que de tenter de comprendre les origines de ces troubles et la spécificité du patient. La dimension psycho-logique individuelle a donc disparu au profit des enseignements concernant uniquement la manière de soigner les symptômes du patient. La toute-puissance des traitements médicamenteux y est ainsi enseignée, sans tenir compte ni du « sens », ni du contexte de survenue de ces symptômes. Aujourd'hui, la psychopathologie n'est plus enseignée que dans les facultés de psychologies.

Ce manque de formation trouve donc son explication dans la na-ture des enseignements dans nos facs de médecine.

Ainsi, confronté à des situations qu'on ne lui a pas appris à abor-der, le médecin, pour conserver son identité et pour ne pas rester passif, n'aura qu'une solution : prescrire.

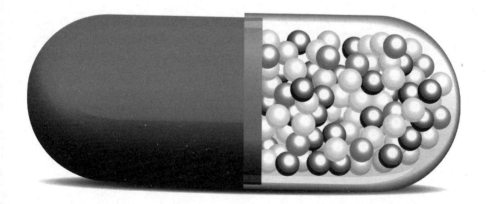

Qu'est-ce que la dépression et comment fonctionne un antidépresseur ?

La dépression : une « maladie génétique » ?

Deux courants s'opposent en psychiatrie concernant la dépression et ses origines. Un courant a pris une ampleur toute particulière ces quinze dernières années, et se retrouve aujourd'hui pour partie responsable de la surprescription et de la surconsommation d'antidépresseurs. Il s'agit du courant « génétique », ou « biomédical », largement importé des États-Unis, qui tend à démontrer les causes biologiques ou neurobiologiques de la maladie.

Pour cette génération de psychiatres et d'universitaires, c'est l'affirmation triomphale de la « maladie dépressive », avec ses racines biologiques et son cortège de symptômes bien définis, applicables à un nombre infini de patients. La dépression serait même une maladie héréditaire et n'aurait alors plus rien à voir avec des causes externes, sociologiques, psychologiques ou traumatiques.

Heureusement, de nombreux praticiens, psychiatres ou psychanalystes, ne croient pas en cette approche génétique de la dépression et continuent de clamer les dangers éthiques et sociaux d'une telle hypothèse.

Mais, depuis les années 90 et l'apparition d'antidépresseurs comme le Prozac agissant sur toute une série de symptômes, cette approche a désormais la part belle au sein de la psychiatrie universitaire et chez les praticiens hospitaliers. La dépression est progressivement devenue « la maladie que les antidépresseurs peuvent soigner ».

Les partisans de cette théorie illustrent à merveille l'aphorisme d'Hippocrate : « C'est en définitive le traitement qui révèle la nature des maladies. » Vu comme cela, il devient beaucoup plus facile de diagnostiquer une dépression... Dites-moi quels médicaments ont un effet sur vous, je vous dirai de quoi vous souffrez ! C'est un véritable tour de magie. Sauf que dans chaque tour de magie, il y a un truc. Et si ce « truc » fonctionne pour les maladies du corps, il en va autrement pour les troubles de l'esprit.

Lorsque vous avez la grippe, la réponse médicamenteuse est efficace, puisque votre mal est purement biologique. C'est votre corps que vous soignez. C'est bien plus complexe lorsqu'il s'agit de soigner l'esprit. Un antidépresseur permettra à certains patients de sécréter plus de sérotonine, ou de dopamine, neurotransmetteurs qui régulent l'humeur et le bien-être. Il leur permettra peut-être de se sentir mieux, au moins dans un premier temps. Mais peut-il vraiment agir sur l'origine de leur mal-être ? Et le guérir ?

La thèse qui voudrait que la solution des troubles psychiques soit uniquement biologique est plus que douteuse et fait l'impasse sur une partie de la réalité. Comment se fait-il, notamment, que la dépression touche davantage les populations aux revenus modestes ou dans des situations précaires ? Y aurait-il également un gène de la pauvreté ? Comment se fait-il par ailleurs que les femmes soient deux fois plus touchées que les hommes par cette pathologie ?

On comprend bien tous les problèmes éthiques, moraux, qui se cachent sous cette approche génétique de la dépression. Il y a également l'approche « quantitative » de la maladie. Il suffirait de répondre à toute une série de symptômes définis à l'avance (le fameux DSM-IV) pour être diagnostiqué dépressif. Précisons d'ailleurs que ces critères de diagnostic, importés des États-Unis, sont le résultat des travaux de l'APA (American Psychiatry Association), l'association américaine de psychiatrie. Et qui finance en grande partie l'APA ? L'industrie pharmaceutique !

Cette approche s'est ainsi très largement imposée dans les pays occidentaux comme la référence en matière de diagnostic de la dépression. En effet, les critères de ce DSM sont aujourd'hui les seuls critères d'évaluation du malade en psychiatrie.

Le problème, c'est que cette approche ne tient toujours pas compte de l'originalité du patient, de son vécu et de sa personnalité propre.

La réponse médicamenteuse, qui pourra être efficace pour les uns, ne le sera pas forcément pour les suivants, et pourra même aggraver le mal-être des autres. On ne tient pas compte non plus du contexte dans lequel ces troubles sont apparus. Dans la pratique, cela équivaut à gommer toutes les différences d'un patient à l'autre, à uniformiser la vision du médecin (symptôme x = maladie y = traitement z), et à supprimer l'examen clinique approfondi.

Plus besoin, grâce à ce nouvel outil, de perdre un temps fou à tenter de comprendre les origines des troubles, les circonstances qui l'ont fait apparaître, ou la personnalité complexe du patient. C'est une solution de facilité qui offre aux médecins un gain de temps considérable et qui automatise la prescription d'antidépresseurs.Petit à petit, ce DSM, qui était au départ un outil de recherche, est devenu, sous la forte pression de l'industrie pharmaceutique, un conditionnement réflexe du médecin à un diagnostic sans nuance.

Mais visiblement, ce manuel diagnostique rassure les médecins, qui, désemparés, affrontent les troubles de leurs patients jour après jour. Pour un médecin, poser un diagnostic alors qu'aucune cause organique n'est visible (ni lésions, ni inflammations, ni souffrance physique) n'est pas chose facile. C'est un peu contre nature, en somme. Alors quand la psychiatrie universitaire a mis à leur disposition ce moyen de repérer la « maladie dépressive » à l'aide de symptômes clairs et présentés comme fiables, ils ont eu le sentiment de pouvoir enfin maîtriser cette maladie qui leur échappait. Ils avaient enfin un traitement, un médicament à proposer à leurs patients : l'antidépresseur.

Comme l'écrit le Pr. Ehrenberg, « la dépression est la maladie d'actualité. Ce qui ne signifie pas qu'on sache tout sur son compte, ni même que le terme, si rebattu, désigne quelque chose de précis. L'imprécision permet au patient aussi bien qu'au médecin de disposer d'une étiquette pratique, justifiant son état pour l'un, et son acte pour l'autre. »

En réalité, on ne peut pas véritablement parler de la dépression, mais des dépressions. Bien entendu, la pathologie dépressive, dans ce qu'elle a de plus sévère, existe bel et bien. Elle peut, pour ceux qui en souffrent, devenir une maladie invalidante, un réel handicap. Une maladie qui fait « que le patient ne se lève plus, ne se lave plus, ne mange plus, et devient préoccupé par l'idée de se suicider », comme l'a écrit David Servan Schreiber, célèbre psychiatre français. Et pour ceux-là, « les antidépresseurs sont des médicaments indispensables, poursuit-il. Mais comment justifier qu'ils soient prescrits aujourd'hui à une femme sur trois qui sort du cabinet d'un médecin, ou qu'une femme sur dix en consomme régulièrement ? »

En fait, de l'avis même de nombreux psychiatres, il existerait finalement autant de dépressions différentes que de patients ! Interrogée sur la difficulté à diagnostiquer la dépression et sur la nécessité de recourir aux antidépresseurs, la psychiatre et psychanalyste Sophie Bialek, nous a fait entrevoir dans sa réponse toute la complexité de cette affaire :

« En pratique, on peut voir des souffrances apparemment intenses et qui durent depuis de longs mois, s'améliorer dès la première consultation, après quelques paroles appropriées. A l'autre extrême, on voit parfois des souffrances beaucoup plus subtiles, apparemment légères, mais qui sont insensibles à la parole et qui, à la longue, vont nécessiter un traitement médicamenteux. Vous savez, la variété clinique des cas rencontrés dans la pratique est infinie. Aucune réponse protocolaire n'est valable. »

Voilà pourquoi, quand la nécessité de voir un médecin devient incontournable, il est indispensable de se tourner directement vers un spécialiste, ou de demander à son médecin traitant de nous réorienter ou de nous recommander à un de ses confrères, qu'il soit psychologue, psychiatre ou psychanalyste. Celui-ci devra prendre le temps de vous écouter, de vous comprendre, afin de définir avec vous, et pour vous, le traitement le plus adapté à votre souffrance.

L'approche génétique quantitative, ou biomédicale, est une véritable aubaine pour les laboratoires, et ne sert in fine qu'à vendre du médicament, nous accoutumant du même coup à la facilité d'un traitement psychotrope de simple confort.

Grâce à cette habile manœuvre de détournement scientifique des questions mentales, on occulte progressivement tous les facteurs externes de la dépression : environnement, société, pressions et exigences toujours plus fortes qui pèsent sur l'individu. Pourtant, il est intéressant et instructif de rappeler brièvement les origines lointaines de ce que l'on appelle aujourd'hui l'état dépressif.

Ce trouble et les symptômes qui l'accompagnent, furent repérés par les médecins il y a plusieurs siècles déjà (voire dès l'Antiquité), mais ils furent longtemps cantonnés aux classes les plus aisées de la société. On dénomma cliniquement ce mal-être par un mot qui appartient de nos jours au langage courant : la mélancolie. On considérait que ce mal était alors l'apanage des génies, le privilège des artistes, des poètes et des écrivains. Ce qui lui conférait une image relativement noble.

Au XIXe siècle, dans cette même veine, apparut le célèbre « spleen » de Baudelaire. C'était le temps des poètes maudits et du romantisme. Cette souffrance psychique, ce mal de vivre, étaient en quelque sorte la nouvelle conscience de la pensée humaniste. Les hommes, plus instruits, disposaient de plus de temps pour se pencher sur leur condition, et sur la société dans laquelle ils vivaient. L'individu commençait doucement à s'affranchir d'une société de classes. Mais cette émancipation de l'individu ne s'est pas faite sans heurts. La nécessité de s'adapter à cette nouvelle société, en plein boom industriel, fut pour de nombreux individus génératrice de souffrances. A la même époque, les médecins, quant à eux, commencèrent à qualifier l'ensemble de ces troubles disparates d'un nouveau nom : la neurasthénie. C'était dès lors la maladie de ceux qui ne parvenaient plus à s'adapter à cette nouvelle société en pleine mutation.

« Dans les vingt dernières années du XIXe siècle, une nouvelle maladie fait fureur : la neurasthénie. Elle est ce qu'on pourrait appeler la première maladie à la mode, une maladie qui mobilise autant les savants que la grande presse, l'opinion publique et les artistes ou les écrivains. Son inventeur, l'Américain George Beard, l'a qualifiée de maladie de la vie moderne, car elle résulte de la trépidation des temps nouveaux, de l'industrie et de la grande ville : elle représente la dimension nerveuse de la fatigue industrielle. » (EHRENBERG Alain, La fatigue d'être soi, dépression et société, Ed. Odile Jacob, 1998).

Bien entendu, il serait trompeur d'affirmer que la dépression d'aujourd'hui n'est que la neurasthénie ou la mélancolie d'hier. Les tableaux cliniques sont bien plus complexes et bien plus affinés que cela, et ne permettent pas un tel amalgame. Mais ce rappel semble nécessaire pour comprendre ce que peut être la dépression et dans quel contexte elle s'installe. Et quoiqu'en disent les partisans de l'approche biomédicale, qui s'intéressent finalement plus aux symptômes qu'aux patients eux-mêmes, le conditionnement social et le contexte environnemental des patients ne sauraient être dissociés de leur souffrance.

La dépression est bien souvent une pathologie de l'adaptation, et la réduire à une simple carence neurologique en sérotonine, qui trouverait son origine dans le patrimoine génétique du patient, est une explication, sinon absurde, en tout cas tout à fait simpliste.

Hélas, comme le dit le Dr Bialek, les médecins généralistes, comme d'ailleurs toute une frange des psychiatres praticiens, sont formés, conditionnés par cette approche biomédicale, et oublient trop souvent ces caractéristiques liées à la personnalité ou à l'environnement du patient. Encore une fois, l'intention n'est pas ici de jeter le discrédit sur les médecins généralistes, qui bien souvent se retrouvent désemparés face aux troubles psychiques de leurs patients, et qui prescrivent ces traitements dans le but, louable, d'aider ces patients à guérir. Soulager la souffrance est une des missions essentielles de la médecine, présente dans le serment d'Hippocrate que tout médecin doit prononcer avant de commencer à exercer. Mais si, dans la majorité des cas, l'intention est bonne, les résultats d'une telle facilité de prescription sont très inquiétants.

Comment fonctionne un antidépresseur ?

Il convient de rappeler brièvement comment fonctionne un antidépresseur sur notre cerveau. Celui-ci est constitué de milliards de cellules très spécialisées, les neurones. La communication entre les neurones se fait par l'intermédiaire de zones de contact, de connexion, appelées synapses. Chaque synapse reçoit ainsi les prolongements d'un ou de plusieurs neurones. A l'intérieur de ces synapses circulent les informations que les neurones s'envoient les uns aux autres. Ces messages sont véhiculés par des molécules chimiques : les neurotransmetteurs. La variété de ces neurotransmetteurs est grande, et chacun d'entre eux est plus ou moins spécialisé dans un domaine précis. La dopamine, la noradrénaline et la sérotonine sont des neurotransmetteurs qui jouent un rôle particulier dans la régulation de l'humeur. Les antidépresseurs sont donc censés augmenter la concentration de sérotonine, de dopamine ou de noradrénaline dans la synapse en empêchant sa recapture par les neurones, ou en inhibant les enzymes qui d'ordinaire détruisent le surplus de neurotransmetteurs dans la synapse.

Mais une telle opération, lorsqu'elle a lieu (nous verrons que l'efficacité affichée de ces antidépresseurs ne cesse d'être remise en question), perturbe le fonctionnement normal du cerveau, exactement comme une drogue telle que la cocaïne pourrait le faire. Le fonctionnement (empêcher artificiellement la recapture de neurotransmetteurs) est d'ailleurs exactement le même, et engendre bien souvent un phénomène de dépendance. Le psychiatre américain Peter Breggin confirme ces soupçons et affirme que les antidépresseurs sont « hautement neurotoxiques et handicapants pour le cerveau, leurs effets étant le résultat d'un dérangement de la fonction cérébrale normale. »

L'antidépresseur : un traitement inoffensif ?

Quels sont les risques d'une telle surconsommation de psychotropes, et d'antidépresseurs en particulier ?

Outre les graves conséquences de cette « tendance » sanitaire sur l'équilibre financier de notre système social de soins, cette consommation excessive soulève de nombreux problèmes liés à la dépendance et à la santé des consommateurs.

D'abord d'un point de vue éthique. La prescription de psychotropes n'a en effet jamais fait l'objet, de manière officielle tout du moins, de larges réflexions d'ordre éthique ou sociologique.

Il y a environ une vingtaine d'années, un scandale retentissant mit en émoi toute la communauté internationale. On apprit en effet à cette époque que le gouvernement de l'ex-Union Soviétique utilisait, à des fins de tests, différents psychotropes sur les dissidents politiques emprisonnés. La communauté française ainsi que nos pouvoirs publics se sont empressés alors de clamer haut et fort leur profonde indignation quant à ces pratiques qui rappelaient des heures sombres de notre histoire européenne. Cette indignation était tout à fait fondée et légitime. Pourtant, ces mêmes pouvoirs publics restent aujourd'hui bien silencieux sur l'impact éthique et social de la prescription massive de psychotropes en France.

Que penser alors de la consommation à grande échelle d'antidépresseurs dans nos prisons françaises ? Que dire des études de la DDASS qui ont mis en lumière une consommation particulièrement forte de ces médicaments par les RMIstes ou les chômeurs de longue durée ?

Nous ne nous risquerons pas à laisser croire que cette consommation en milieu carcéral ou chez les populations les plus modestes serait orchestrée par nos pouvoirs publics. Certes, nous ne sommes pas en Union Soviétique, et ces dérives sont davantage imputables à de profonds dysfonctionnements de notre système de santé et de prescription. Soit. Il n'empêche que cette situation révèle l'autre fonction de ces médicaments, plus insidieuse et bien éloignée du simple rôle thérapeutique. Ils apparaissent en effet comme un outil de contrôle social. Une sorte de nouvel « opium du peuple », pour reprendre la citation consacrée de Marx. Cette surconsommation permet de faire reculer la pression sociale, d'anesthésier durablement les sentiments de révolte ou de contestation de certaines populations que le système a laissé sur le bord de la route, en marge de la société.

Pour ce qui est des complications individuelles, les antidépresseurs ne sont pas ce que l'on pourrait appeler un traitement léger et sans risques pour la santé. David Servan Schreiber, psychiatre et auteur de nombreux ouvrages, rappellait avec beaucoup de justesse la fonction d'un médicament : « tout traitement médical devrait avoir des bienfaits très supérieurs aux risques qu'il fait courir à celui qui le consomme. » Or, avec les antidépresseurs, on est bien loin du compte.

Des effets secondaires inquiétants, mais rarement évoqués :

Si, comme on l'a vu précédemment, plus de la moitié des personnes traitées par antidépresseurs n'en ont aucun besoin, pourquoi devraient-ils continuer à en subir les effets secondaires et indésirables ? Surtout que ceux-ci sont légion !

Gardons à l'esprit que ces effets secondaires sont principalement subis par des patients qui n'ont aucun besoin de ces médicaments. C'est encore plus absurde et inquiétant !

Pour les antidépresseurs de classe imipraminiques (type Anafranil, Tofranil) :

■ *effets anticholinergiques : troubles de la vision, bouche*

sèche, constipation, rétention d'urine, confusion mentale.

■ *Effets antihistaminiques : somnolence, prise de poids.*

■ *Effets cardio-vasculaires : tachycardie, hypotension orthosta-tique, troubles du rythme auriculaire et ventriculaire.*

■ *Effets sexuels : baisse de la libido, problèmes d'érection chez le sujet mâle.*

■ *Pour la classe des ISRS et ISRN (les plus prescrits : type Zoloft, Prozac, Deroxat) : Nausées, vomissements, diarrhées, insomnies, somnolences, vertiges, tremblements, asthénies, symptômes sexuels (voir plus haut)*

■ *La venlafaxine (antidépresseur type Effexor) peut induire des hypertensions artérielles en cas de posologie élevée. D'autre part, on apprend dans ce rapport que « tous les antidépres-seurs sont susceptibles d'induire des virages maniaques de l'humeur ».*

D'une manière générale, tous les antidépresseurs peuvent égale-ment conduire à l'apparition d'un « syndrome sérotoninergique ».

Ce syndrome se manifeste par « l'apparition éventuellement bru-tale, simultanée ou séquentielle, d'un ensemble de symptômes :
- psychiques : agitation, confusion, hypomanie.
- végétatifs : hypo ou hypertension, tachycardie, frissons, hyper-thermie (bouffées de chaleur), sueurs, éventuellement coma.
- moteurs : tremblements, rigidité, hyperactivité.
- digestifs : diarrhées.

La survenue d'un syndrome sérotoninergique justifie l'arrêt immé-diat du traitement. Il peut mettre en jeu le pronostic vital et néces-siter une hospitalisation.

(...) Tous les antidépresseurs peuvent (également) être impliqués dans la survenue de troubles sexuels. » Mais ce sont les ISRS (type Prozac) « qui entrainent le plus de symptômes sexuels. Ceux-ci

surviennent chez environ la moitié des patients traités par ISRS. » On apprend enfin qu'il existe « un risque de saignements, gastro-intestinaux par exemple, lors d'un traitement par ISRS ou venlafaxine. »

Bien entendu, tous les patients ne seront pas nécessairement touchés par tous ces effets secondaires. Mais quel est l'intérêt de prendre un tel risque si ces médicaments n'apportent aucun bénéfice thérapeutique aux patients souffrant de simple « déprime » ou de symptômes dépressifs légers ? Croyez-vous pour autant que, en dépit du nombre et de la gravité de ces effets secondaires, les médecins informent systématiquement leurs patients de la face cachée et dangereuse de ces médicaments ? Rien n'est moins sûr. Pour la simple raison que la plupart des généralistes, comme on a pu le voir, ne les connaissent parfois même pas dans leur globalité !

Plusieurs millions d'accros.

Abordons à présent la question sensible de la dépendance. Combien sont-ils à informer leurs patients sur les risques addictifs et sur le syndrome de sevrage qui accompagne l'arrêt d'un traitement antidépresseur ?

La dépendance étant bien réelle et scientifiquement prouvée, et alors que certains patients prennent ces traitements depuis de nombreuses années, comment peut-on imaginer que l'arrêt, même progressif, de ce type de traitement se ferait sans heurts, « sans problèmes » comme l'affirment les laboratoires ?

Pour illustrer cette terrible épreuve que représente le sevrage, nous avons fait le choix de relayer ici un des nombreux témoignages publiés sur certains sites médicaux, et qui ressemblent hélas davantage à un appel au secours qu'à un simple témoignage. Il s'agit d'une femme qui tente de se sevrer d'un antidépresseur à base de venlafaxine. Nous n'avons pas modifié ce témoignage, à l'exception faite de quelques corrections orthographiques, dans le but de le rendre plus intelligible pour nos lecteurs. Le voici :

« *Bonjour a tous, je vais essayer de m'expliquer au plus vite ! Je prenais de l'Effexor LP 75 mg deux fois par jour pour des crises d'angoisse que je fais depuis plus de 4 ans ! J'ai vu ma psychiatre il y a un mois, qui m'a prescrit un nouveau médicament, car je suis également atteinte de troubles bipolaires, c'est le Tégrétol. Je suis donc suivie de près avec ce médoc et je préfèrerais arrêter l'Effexor définitivement car il n'a jamais vraiment eu d'effets super bénéfiques sur moi. J'ai 25 ans, j'aimerais aussi bientôt avoir un bébé ! Donc, elle me l'a baissé de 75 mg, 1 gélule le matin pendant 1 mois environ. Je l'ai revue lundi, et elle m'a dit de l'arrêter complètement ! Mardi pas d'effets de sevrage mais alors mercredi, je ne vous raconte pas, le pire était hier soir, j'ai vraiment cru mourir, nausées atroces, grosses pressions dans la tête, les yeux, quand je tourne ma tête ou fixe quelque chose, comme si mon cœur battait normalement et tapait d'un coup sec, et ça, toutes les 10 secondes, maux de tête, tremblements, suées, vertiges horribles, et j'en passe... Je ne suis bien que quand je dors, faut-il que j'y arrive en plus !! Bref, prise de panique, j'ai appelé ma psy en soirée et elle m'a dit que tout venait du sevrage, que ça ne l'étonnait pas et qu'elle m'autorisait à prendre 1 gélule de 75 mg aussitôt que je raccrochais et m'a dit d'essayer de tenir aussi longtemps que je peux, donc ne pas en prendre demain et après en reprendre une si ça na va pas ! Alors je l'ai écoutée et je l'ai fait et donc je ne ressens plus aucun symptôme à cette heure-ci, logique, mis à part la nausée et le mal de tête... Mais rien comparé à l'état dans lequel j'étais hier soir et cet après-midi ! (...) Aussi, il y aurait au moins 2-3 mois voire plus de sevrage sans ressentir plus aucun effet... Je n'arrivais même plus à tenir debout sans ressentir un malaise extrême (chaleur, vertiges, pressions dans le crâne...), j'espère que ce n'est pas vrai, car je n'ai même pas tenu 2 jours, je ne tiendrai jamais 1-2 mois, c'est sur !* »

Des dommages cérébraux avérés.

Bien loin de ce que peuvent affirmer les laboratoires sur le caractère inoffensif des antidépresseurs, certains chercheurs ont révélé l'apparition de dommages cérébraux relativement graves en lien avec l'utilisation longue durée de ces pilules du bonheur. C'est notamment le cas d'une équipe de chercheurs de l'Ecole de médecine d'Harvard. Menée par Joseph Glenmullen, professeur de psychiatrie clinique, cette équipe a mis au jour d'inquiétants effets à long terme. « Ces dernières années est apparu le danger d'effets secondaires à long terme en association à des médicaments de type Prozac, rendant impératif la réduction des prescriptions de ces médicaments. Des troubles neurologiques, incluant des tics défigurant du visage et des tics sur tout le corps, et indiquant un dommage potentiel sur le cerveau, causent une inquiétude croissante.

Il est en effet évident que tous les médicaments psychiatriques produisent des anomalies biochimiques en nuisant au fonctionnement normal du cerveau. Que ces médicaments aident et soutiennent certains patients atteints de troubles dépressifs graves, nous voulons bien l'admettre. Mais au vu de cette litanie d'effets secondaires et d'incidences sur la santé, on ne peut plus tolérer qu'ils soient prescrits avec autant de légèreté à un nombre toujours plus grand de patients, sans qu'aucune justification médicale ne vienne étayer ces prescriptions !

Ajoutons qu'en Grande-Bretagne et aux États-Unis, de nombreuses associations de « victimes » des ISRS se sont crées ces dernières années, et de nombreux procès pour désinformation et publicité mensongère ont étés intentés contre les plus gros fabricants de ces pilules magiques.

Un traitement qui augmente les risques suicidaires.

Plusieurs études ont démontré que les antidépresseurs étaient directement liés à une augmentation du risque suicidaire, notamment chez les jeunes patients de moins de 25 ans, ainsi que chez les personnes âgées. C'est au cours du premier mois de traitement aux ISRS que l'augmentation du risque suicidaire est la plus flagrante et la plus significative. Dès le premier mois ! Ici, il ne s'agit même plus de s'inquiéter sur les risques à long terme du Prozac et autres « miracles » thérapeutiques, puisque, dès le premier mois de traitement, le risque le plus gravissime, le suicide, explose sous ISRS ! Rappelons encore que, selon les fabricants eux-mêmes, ces médicaments commenceraient à avoir des effets thérapeutiques au bout de plusieurs semaines seulement... Mais le risque de suicide, lui, survient beaucoup plus rapidement. Les personnes âgées étant parmi les classes d'âges les plus consommatrices d'antidépresseurs, cette étude a de quoi nous alerter.

L' Agence européenne du médicament (EMEA), quant à elle, souhaite que de tels traitements soient tout bonnement interdits à la prescription pour les jeunes patients, relevant une nouvelle fois les risques de comportements suicidaires et de comportements hostiles liés à ces produits.

Pire, selon certains chercheurs, ces médicaments ont également l'effet pervers d'anéantir chez de jeunes enfants leurs capacités à communiquer leur détresse psychique. En d'autres termes, ces médicaments ne soigneraient pas l'état mental des jeunes enfants, mais se contenteraient d'étouffer leur émotivité, leur réactivité, rendant ainsi leurs troubles psychiques invisibles pour leur entourage. Les troubles de ces enfants existeront toujours, mais tout le monde autour (médecins, famille) se félicitera alors de ne plus les voir.

Si l'on résume, nous avons donc un traitement sensé soigner la dépression et les symptômes dépressifs, qui in fine exacerbe et amplifie un des symptômes les plus graves de la dépression : l'apparition de pensées suicidaires. Il n'en faudra pas plus aux mauvaises langues pour dire que les antidépresseurs contribuent à « fabriquer » de nouveaux dépressifs, plutôt qu'à les soigner. Ce qui nous amène naturellement à nous interroger sur la véritable efficacité de ces remèdes miracles.

Une efficacité de plus en plus remise en question.

Lorsqu'on fait le constat des risques liés à une thérapie à base d'antidépresseurs, le moins que l'on puisse espérer de ce type de traitement, c'est qu'il soit efficace pour lutter contre la dépression et pour, à terme, guérir les patients qui en souffrent. Or, là aussi, la déception risque d'être grande ! Depuis environ deux ans, en effet, de nombreux chercheurs se sont mis à démonter pièce par pièce la suprématie affichée de ces médicaments dans le traitement de la dépression. Les études les plus récentes sont affligeantes pour les fabricants. Certains de ces antidépresseurs, et non des moindres, ont vu leur efficacité réduite à celle d'un... placebo !

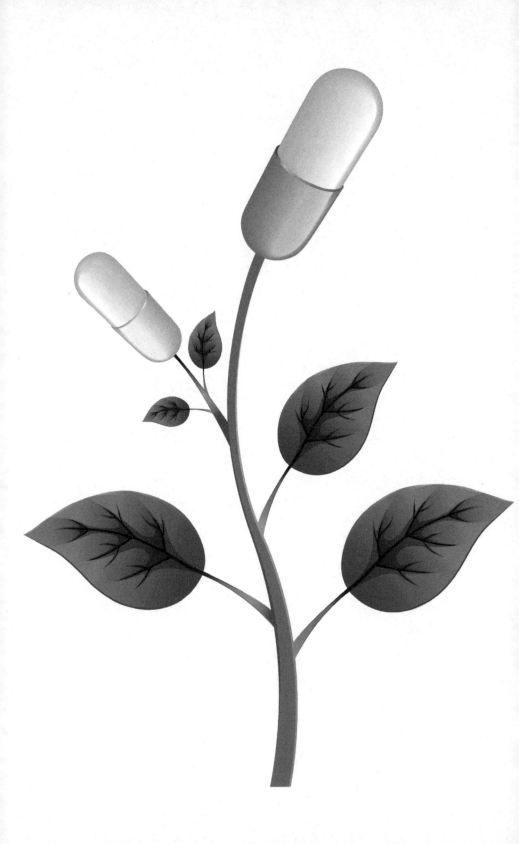

S'affranchir des antidépresseurs et retrouver un bien-être naturel

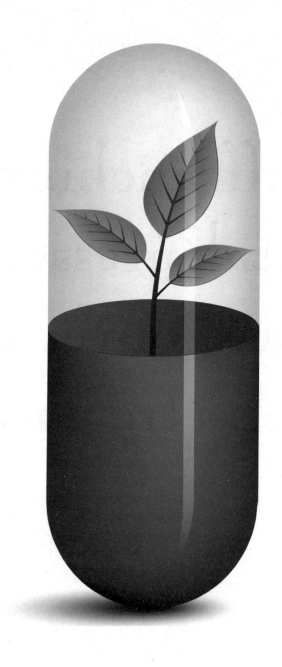

Il y a en réalité deux façons très différentes d'aborder la dépression, engendrant deux voies tout à fait distinctes de traitement et de soin. La première, qui est à nos yeux la principale et de loin la plus importante, consiste en un traitement « de fond ». Il sera question, dans ce cas, de comprendre et d'analyser d'où provient ce trouble psychique chez l'individu traité. Quels sont les éléments de son vécu, au cœur de ses multiples expériences, passées comme présentes, qui peuvent être à l'origine de ce mal-être si douloureux. Nous verrons, grâce à un large éventail de psychothérapies que nous nous appliquerons à vous présenter, comment il est possible et efficace de réaliser cette analyse. C'est bien entendu un exercice des plus ardus, que seuls des professionnels formés et compétents peuvent vous aider à réaliser. L'accompagnement psychothérapeutique donne d'une manière générale de très bons résultats, à la condition essentielle de trouver celui qui vous correspond le mieux en tant qu'individu. Chaque vécu étant différent, il s'agira ici de vous aider à connaître, et à comprendre, les caractéristiques principales de ces thérapies, afin que vous puissiez faire le choix qui vous ressemble.

La seconde voie thérapeutique en matière de dépression relève de ce que l'on pourrait appeler un traitement « symptomatique ». Il s'agira, dans ce cas, de s'intéresser aux symptômes de la dépression, et à la meilleure manière de les combattre, afin qu'une personne dépressive puisse retrouver au quotidien une vie normale, et que la souffrance sourde et pesante qui accompagne les épisodes dépressifs s'atténue le plus possible, voire qu'elle disparaisse purement et simplement. Les antidépresseurs sont aujourd'hui un de ces traitements « symptomatiques ». Mais ils ont, nous l'avons vu, de nombreux désavantages, et peuvent parfois engendrer un mal-être plus puissant encore que la dépression. D'autres solutions existent, qui ont fait leurs preuves de manière très scientifique, et qui n'induisent aucun ou très peu d'effets secondaires et indésirables, et, contrairement à la plupart des antidépresseurs, aucune véritable dépendance. Toutefois, nous avons fait le choix de ne vous présenter ici que les traitements qui ont une véritable crédibilité scientifique. D'autres types de traitements sont en cours d'étude, et semblent, pour certains, très prometteurs, mais ils ne disposent pas à ce jour d'un socle scientifique suffisamment solide pour que nous nous permettions d'en faire l'écho dans cet ouvrage. Il s'agit notamment de l'acupuncture, ainsi que de certaines solutions phytothérapiques comme les « fleurs de Bach », ou encore la passiflore, la valériane ou l'aubépine, qui s'apparentent d'avantage à des traitements homéopathiques visant à soigner un léger vague à l'âme, et non un véritable épisode dépressif, même d'intensité légère.

Il faut toutefois bien garder à l'esprit que ces deux voies thérapeutiques distinctes ne sont pas pour autant à envisager comme un choix. En effet, si un traitement « symptomatique » peut sans aucun doute vous aider à vous sentir mieux, au moins provisoirement, cela ne doit pas vous détourner de l'autre objectif, qui est de comprendre les origines de ce mal, seul moyen pour vous en affranchir de manière profonde et durable. En clair, une voie thérapeutique ne doit pas être prise au détriment de l'autre. C'est au contraire en combinant ces deux types de traitements, que vous aurez préalablement choisis en fonction de votre personnalité et de vos attentes, que vous parviendrez progressivement à vaincre la dépression.

La psychothérapie :
un accompagnement capital

Nous l'avons vu tout au long de ces pages, l'importance d'un accompagnement psychologique est capitale dans le traitement de toutes les formes de dépression. Selon les cas, et selon la nature des symptômes ou l'intensité de la souffrance ressentie, cet accompagnement ne prendra pas nécessairement la forme d'une psychothérapie. Il peut en effet se faire à travers une relation de confiance tissée entre le patient et son médecin traitant, lorsque celui-ci sait prendre le temps d'écouter et de soutenir son patient. Cet accompagnement peut également être conduit par des proches de la personne en souffrance, sa famille, ses amis. Mais dans bien des cas, se tourner vers une psychothérapie peut être d'une grande aide pour ceux qui voient apparaître en eux les symptômes douloureux de la dépression. Nous souhaitons donc éclairer le lecteur sur les différentes formes de psychothérapies existantes, leur fonctionnement, leurs apports et leur conception thérapeutique. Il ne s'agit pas de faire l'apologie de tel ou tel courant au détriment d'un autre, car une telle démarche n'a pas vraiment de sens. En effet, toutes les psychothérapies ne conviennent pas de la même manière à tout le monde. En les présentant d'une manière objective et la plus complète possible, notre objectif est de donner au lecteur tous les éléments afin qu'il puisse faire un choix, trouver la thérapie qui lui conviendra le mieux et qui le mènera vers le chemin de la guérison. Quelle thérapie adopter ? Comment bien choisir son thérapeute ? Comment se déroulent les séances ? Quel sera le rôle du thérapeute ? Autant de questions qui intéressent nos lecteurs, et qui méritent qu'on prenne le temps d'y répondre avec le plus de clarté possible.

Certaines idées reçues sur les psychothérapies ont largement contribué à faire le succès des antidépresseurs. Ces clichés ont la peau dure, et dire qu'on suit une psychothérapie peut être, encore aujourd'hui, source d'une certaine gêne, voire d'une certaine honte. Alors qu'étrangement, et a contrario, la prise d'antidépresseurs aurait meilleure presse.

Prenons l'exemple d'un adolescent qui aurait des problèmes psychologiques. L'adolescence est un cap toujours délicat, et l'apparition de certains troubles d'ordre psychique n'a rien d'anormal durant cette période de la vie. Imaginez maintenant qu'il suive une psychothérapie. Dans la cour du collège où il étudie, il sera rapidement la cible de quolibets et de moqueries, si cela vient à se savoir. Alors que s'il prend des antidépresseurs prescrits par son généraliste, qui sont pourtant totalement contre-indiqués chez les enfants et les ados, personne ne s'en souciera et il s'agira pour ses petits camarades d'un traitement comme un autre. Même si, bien heureusement, les mœurs évoluent, la psychothérapie est encore trop souvent associée dans l'esprit des gens à une forme de folie. Il suffit d'observer la réaction de la plupart des parents lorsqu'un psychologue scolaire suggère de faire suivre une psychothérapie à leur enfant. C'est une levée de bouclier immédiate, assortie de phrases du type : « Mon fils n'est pas un malade mental ! » Voilà bien tout le problème culturel qui persiste dans notre pays en matière de troubles mentaux.

Il n'y a pourtant rien de honteux à tenter d'élucider son mal-être et à vouloir reprendre contrôle et possession de soi-même. Bien au contraire. Cette démarche reflète une profonde volonté de s'en sortir tout en comprenant ce qui se passe, tout en étant à la fois lucide et acteur dans le processus de guérison. La prise d'antidépresseurs, lorsqu'elle n'est pas accompagnée par un soutien psychothérapeutique, ne relève absolument pas de la même démarche. Il s'agit d'une thérapie passive, qui tente d'effacer ou d'atténuer les symptômes ressentis par le patient, mais qui à aucun moment ne cherche à guérir en profondeur et de manière durable le malade. Ce n'est alors qu'une béquille chimique qui n'empêchera pas une éventuelle rechute sitôt le traitement arrêté.

Cependant, il est vrai que devant la multiplication des courants et des types de psychothérapie, il est parfois difficile de s'y retrouver, et il arrive qu'on se sente un peu perdu et un peu découragé. Particulièrement lorsqu'on vit une période où l'on est psychologiquement vulnérable ou fragile. Qu'est-ce qu'une psychothérapie ? Certaines sont-elles plus efficaces que d'autres pour les sujets présentant des symptômes dépressifs ? Que faut-il en attendre ? Quand et comment y avoir recours ? Quelques éléments de réponse.

Qu'est ce qu'une psychothérapie ?

Le terme psychothérapie provient de l'assemblage de deux mots grecs : therapeuein, qui désigne le soin (au double sens de soigner et de servir), et psyché, qui se réfère à l'âme. Il s'agit donc, étymologiquement, des soins que l'on prodigue à notre âme. C'est en fait une pratique visant à donner du sens, à soigner et à résoudre les problèmes psychiques des individus et les symptômes qui les accompagnent. Cette thérapie est essentiellement basée sur le pouvoir de la parole et des mots, et dont l'aspect central et essentiel relève de la relation entre le psychothérapeute et le patient. Le patient est amené, guidé par le psychothérapeute à mettre en mots ce qu'il ressent, et à projeter ses troubles dans l'image du thérapeute. C'est ce que les psychanalystes appellent le « transfert ». Le thérapeute devient alors à la fois le guide, le révélateur, et le catalyseur des maux du patient. C'est pourquoi, bien souvent, une relation très forte se noue entre le patient et son thérapeute à mesure que la thérapie progresse et que le patient parvient à effleurer les origines de son mal-être.

Cette relation d'une particulière intensité doit toutefois être encadrée par des règles strictes et une éthique irréprochable de la part du thérapeute. C'est pourquoi nous souhaitons orienter nos lecteurs et les mettre en garde contre la multiplication de thérapies « fantaisistes », non reconnues, et qui peuvent parfois se muer en dérive sectaire. Les psychothérapeutes reconnus (diplômés de psychologie ou de psychiatrie) sont à distinguer d'un nombre croissant de thérapeutes qui n'en possèdent que le nom, mais qui n'ont aucune formation théorique. La profession tend de plus en plus à être strictement règlementée, mais certains vides juridiques permettent encore à quelques charlatans de profiter de la crédulité de personnes vulnérables qui cherchent de l'aide.

Psychiatres, psychologues et psychanalystes sont, eux, soumis à des règles éthiques strictes dans leurs pratiques, qui sont autant de garde-fous afin d'éviter toute dérive. Ils veillent notamment à toujours respecter l'identité du patient, la confidentialité des échanges. Leur attitude doit être absolument neutre, absente de tout jugement, et non directive. C'est là une condition essentielle au bon déroulement de la thérapie, et à son succès final. Il ne cherchera pas, par exemple, à opposer le patient à sa famille et à son milieu culturel. Si c'est le cas, c'est que la technique employée est plus que douteuse, et il y a fort à parier qu'il ne s'agit pas d'un psychothérapeute au sens reconnu du terme, mais au contraire d'une tentative d'emprise ou de soumission psychologique. Méfiance donc.

Le psychothérapeute doit également être formé dans un courant psychothérapeutique bien défini et reconnu comme tel, et doit être en mesure de l'expliquer au patient. Il doit en outre préciser au patient la technique qu'il va employer, ses modalités de mise en œuvre, ses limites éventuelles, la théorie qu'il utilise, ainsi que le coût du traitement, les modalités de paiement, etc. Encore une fois, il nous semble important de mettre en garde nos lecteurs contre d'éventuels imposteurs qui ne chercheraient qu'à profiter de la faiblesse des gens. D'où la nécessité de bien choisir son thérapeute, et de bien comprendre comment fonctionnent les différentes psychothérapies. Il ne s'agit pas pour autant de jouer les Cassandres en inquiétant nos lecteurs. L'immense majorité des praticiens sont de bonne foi et tout à fait compétents.

Toutes les psychothérapies peuvent fonctionner !

Des centaines de recherches, d'études, menées depuis plusieurs dizaines d'années, ont pu démontrer sans équivoque que la psychothérapie est un moyen efficace pour prendre en charge et soigner de nombreux troubles psychologiques. Elle donne notamment de très bons résultats en matière de traitement de la dépression.

Le recoupement de ces études a pu, en outre, mettre en lumière un phénomène important et qui mérite d'être signalé. En effet, plusieurs équipes de chercheurs seraient arrivées à la même conclusion : la technique utilisée importerait finalement peu et, selon eux, toute psychothérapie bien menée aurait de fortes chances de donner de bons résultats. C'est ce que les auteurs d'une étude de psychopathologie menée en 1976 ont appelé avec un certain humour « l'effet dodo ». Cette étude concluait que toutes sortes de thérapies, pourtant très différentes les unes des autres, démontraient finalement une efficacité comparable face à des problèmes semblables, et chez une proportion similaire de patients. Car selon les auteurs de cette étude, ce sont finalement les facteurs communs présents dans la majorité des psychothérapies, leurs bases communes, qui sont à l'origine de leur succès et de leur efficacité. Alors pourquoi « l'effet dodo » me direz-vous ? C'est en fait le sous-titre de cette étude de 1976, et qui servit de base à de nombreuses études postérieures menant aux mêmes constatations. Pour nos lecteurs qui ont lu Lewis Carroll et son onirique Alice au pays des merveilles, vous vous rappellerez sans doute de cet étrange animal qu'est le « dodo » : il s'agit de « l'oiseau juge », celui qui déclare que tous ceux qui ont participé à la course ont gagné. D'où l'analogie avec les psychothérapies. Tous ceux qui participent, qui souhaitent être acteurs de leur guérison, et qui se tournent vers une psychothérapie sont déjà gagnants !

Chacun doit bien sûr trouver la technique qui lui conviendra le mieux, tout en gardant à l'esprit que c'est d'abord le principe même de la psychothérapie qui pourra lui garantir une véritable aide et le mener sur la voie de la guérison. Toutefois, cette équivalence entre les techniques utilisées ne peut être démontrée que dans le cas où il s'agit d'approches psychothérapeutiques que l'on pourrait qualifier de bona fide. Autrement dit, qu'il s'agit d'une approche « de bonne foi ». Pour qu'une thérapie soit bona fide, il faut encore une fois que le thérapeute détienne une formation universitaire reconnue (psychologie, psychopathologie, psychiatrie), que le traitement repose sur des principes psychologiques valables, dont l'efficacité est reconnue, et il faut enfin que le problème du patient puisse être raisonnablement traité par une approche psychothérapeutique (c'est le cas de la dépression).

Pourquoi c'est efficace ?

Si de nombreux chercheurs ont pu démontrer que la majorité des psychothérapies bien menées se révèlent très efficaces, cela ne signifie pas pour autant que toutes les approches se valent et qu'elles donneront les mêmes résultats chez tous les patients. Chaque patient est différent, et son vécu, sa personnalité, son milieu culturel, ses croyances, ainsi que ses attentes en matière de thérapie détermineront quel courant, quelle technique, sera la plus à même de répondre à sa demande de soins. Toutefois, de nombreuses recherches ont abouti à la reconnaissance de facteurs communs, présents dans l'ensemble des thérapies, et qui sont en grande partie déterminants de leurs succès. Quels sont ces facteurs communs ? Quel est leur rôle respectif dans le traitement de la dépression ? Quatre éléments se distinguent de manière très nette :

Il s'agit d'abord et avant tout de l'implication et la détermination du patient. Nous ne le répèterons jamais assez : le grand avantage de la psychothérapie est de s'attaquer, autant que possible, à la source enfouie des troubles ressentis par le patient. A l'inverse des antidépresseurs, qui n'agissent quant à eux que sur les symptômes de la dépression, sans en traiter les causes profondes.

Lorsqu'une personne souffre de dépression, ce n'est bien souvent que l'aboutissement d'un mal-être profond et ancien, dont les causes relèvent davantage de ses conflits intérieurs et inconscients. En suivant une psychothérapie, il sera progressivement amené à mettre le doigt sur ces conflits inconscients, à en parler, à leur donner de l'importance en les verbalisant. C'est un premier pas vers la guérison. Ce n'est qu'en comprenant, cette fois de manière consciente, la racine profonde des troubles, que le patient pourra agir et réagir. Mettre enfin en lumière un traumatisme passé et oublié, et comprendre toute l'influence que ce traumatisme exerce sur notre vie, notre personnalité, peut s'avérer capital pour sortir progressivement d'un état dépressif.

Mais à l'inverse d'un médicament, ingurgité à la va-vite, de manière passive et sans se poser de questions, une psychothérapie requiert au contraire l'implication du patient en profondeur. Il doit, pour que celle-ci porte ses fruits, avoir la ferme volonté de s'en sortir. Il devra affronter ses peurs, et ne pas redouter ce qu'il pourrait découvrir tout au fond de lui. Et pour ce faire, il lui faudra parler, se mettre à nu, se découvrir. C'est hélas bien souvent ce qui empêche les malades d'entreprendre ce type de thérapie. Pourtant, pour ceux dont le mal-être représente une souffrance intense et permanente, cette étape est cruciale, indispensable, pour retrouver un bien-être durable et éviter les risques de rechute. L'implication du patient, sa détermination, et son intention sincère de collaborer au processus thérapeutique sont autant de clés qui détermineront l'efficacité de la thérapie entreprise, quelle qu'elle soit. La bonne volonté, les efforts consentis et l'ouverture d'esprit du patient sont également des facteurs déterminants.

A l'occasion de la publication, en 2003, d'une vaste synthèse d'études, on a constaté que le rôle du patient était déterminant pour que se constitue une bonne alliance thérapeutique. Mais le thérapeute a également un rôle central à jouer pour que le patient s'implique sans retenue dans ce processus de soins. Cette synthèse démontrait en effet que la confiance et l'esprit de collaboration du thérapeute ont une influence certaine sur l'implication du patient. En d'autres termes, c'est au thérapeute d'expliquer clairement à son patient que ce processus exigera, de part et d'autre, de travailler avec vigueur et détermination. C'est à ce prix qu'un tel traitement portera ses fruits.

Une autre étude, publiée par l'école de médecine de Harvard, évoque quelques-unes des responsabilités du patient. Il devra être « motivé, participer activement au traitement, et surtout être prêt à faire face à d'intenses émotions » Une telle implication semblera à certains bien évidente. Pourtant, cette évidence ne résistera pas longtemps sitôt la porte d'un cabinet franchie. Une telle démarche n'est en effet pas chose facile, et la meilleure volonté du monde peut parfois s'effriter dès la première séance. C'est pourquoi nous tenons à rappeler à nos lecteurs cette nécessité de s'impliquer, d'y croire, et de produire les efforts nécessaires, particulièrement au début de la thérapie. Une fois ces efforts fournis, et la thérapie bien amorcée (après plusieurs séances), cette démarche commencera à porter ses fruits de manière visible, et ne sera plus vécue comme une corvée. Vous n'aurez alors plus la sensation de forcer votre parole, votre expression, et les séances deviendront alors beaucoup plus fluides et naturelles. A la condition, bien évidemment, de l'instauration d'une relation de confiance et de respect réciproque avec votre thérapeute. Rien n'est possible sans une certaine « osmose » entre vous et la personne qui vous écoute et vous guide.

Nous venons ici de mettre le doigt sur le second facteur commun à toute psychothérapie, absolument essentiel, et qui conditionne son efficacité. Il s'agit du lien qui se noue entre le patient et le thérapeute. La qualité de l'alliance thérapeutique est en effet décrite par de nombreux chercheurs comme étant bien plus importante que la technique utilisée. Cette bonne relation entre le « soignant » et le « soigné » se définit par plusieurs caractéristiques essentielles. Les objectifs de la thérapie, ainsi que la répartition des tâches entre le thérapeute et le patient doivent être clairement comprises et assumées par les deux parties. Mais contrairement à tout autre type de médecine, cette relation ira même beaucoup plus loin. En effet, une forme de lien affectif doit se mettre en place, basé sur une confiance indispensable, une implication concrète, une absence de jugement (de la part du thérapeute), ainsi qu'une profonde empathie du thérapeute envers son patient.

La relation entre le patient et le thérapeute est capitale en vue du succès de la psychothérapie entreprise, et elle est bien plus déterminante que n'importe quel autre aspect spécifique du traitement. La recherche démontre en effet que plus l'alliance est forte, meilleurs seront les résultats. Mais que l'on se comprenne bien : il ne s'agit pas de se contenter de qualités humaines, certes indispensables, mais insuffisantes. Que le thérapeute soit amical, ouvert, accueillant ou compatissant est bien sûr une bonne chose, mais ce n'est pas véritablement tout ce qu'on attend de lui ! Pour s'impliquer au maximum et faire émerger des évènements ou des sentiments des profondeurs de son inconscient, le patient doit avant tout sentir qu'il est vraiment compris dans sa globalité, qu'il est guidé avec subtilité et professionnalisme. Il doit considérer le thérapeute comme étant digne de confiance et compétent.

Cette considération, cette confiance, et cette estime du patient envers son thérapeute n'obéissent pas à des règles absolues et toujours rationnelles. Une psychothérapie peut très bien échouer avec tel thérapeute, et donner de très bons résultats grâce à tel autre ! Et ce, même si la technique utilisée est la même. L'alliance thérapeutique résulte en effet d'une certaine alchimie qui parfois ne s'explique pas, comme c'est le cas dans la grande complexité des relations humaines. Les patients ne sont d'ailleurs pas dupes, et la qualité de leurs relations avec un thérapeute peut être appréciée dès les premières séances. Si vous sentez que vous ne serez pas en phase avec le psy que vous avez choisi, il ne faut pas avoir peur de mettre aussitôt fin à la thérapie. La plupart des thérapeutes connaissent bien ce problème et ne tenteront pas de vous retenir. Ils vous conseilleront alors, s'ils sont compétents et compréhensifs, un de leurs confrères. Un simple conseil, donc : ne vous arrêtez pas au premier échec, persévérez, vous rencontrerez sans aucun doute le thérapeute qui vous correspond.

Ensuite, le thérapeute, tout au long de sa formation, acquiert des techniques particulières visant à faciliter l'implication du patient, la mise en mots de ses émotions, ainsi que l'exploration de son passé. Ces techniques favoriseront la réflexion et la juste interprétation des observations qui en découlent. La thérapie n'en sera que plus efficace. Les psychanalystes notamment, sont rompus à ce type de techniques. Un psychanalyste a en effet ceci de particulier qu'il a lui-même suivi une psychanalyse. C'est là une caractéristique essentielle, car le but de cette démarche est, entre autres, de savoir décrypter les mécanismes de la psychanalyse, son fonctionnement et ses effets, au-delà de la simple théorie. En s'y soumettant, le psychanalyste acquiert ainsi une expérience forte et déterminante, qui lui permettra ensuite de bien mieux comprendre et guider ses patients vers la guérison. Ajoutons d'ailleurs qu'un psychanalyste ne parle à aucun moment de « patient », mais d' « analysant ». Le « patient » détermine un état passif (« patient » veut dire littéralement « celui qui souffre », qui subit la souffrance), tandis que l' « analysant » est acteur de sa propre analyse. Par la force des mots, par sa volonté de comprendre ce qui lui arrive, de s'analyser, il entreprend finalement de se guérir lui-même. Cette notion, très forte en psychanalyse, est également présente dans la plupart des psychothérapies. En effet, si le thérapeute est amené à interpréter les déclarations du patient, il peut en outre, grâce à sa technique, amener le patient lui-même à s'interpréter, à se comprendre. En d'autres termes, la compétence de l'intervenant peut amener le patient (ou l'analysant) à devenir son propre thérapeute. Ce qui lui permettra, une fois la thérapie terminée, de détenir quelques-unes des clés qui lui permettront de continuer à réfléchir sur lui-même, et ainsi à se sentir mieux, de façon profonde et durable.

La confiance entre le patient et son thérapeute est donc déterminante. De la même manière, la confiance en l'efficacité du traitement est également primordiale. Ce facteur dépend en partie de l'alliance thérapeutique que nous venons d'évoquer. Mais il repose avant tout sur la bonne compréhension de l'approche thérapeutique. Bien connaître la voie sur laquelle on s'engage, les bases théoriques, les effets et les apports de la technique utilisée contribueront sans aucun doute à l'efficacité de la psychothérapie que l'on a choisie. Si l'approche thérapeutique en question nous a été recommandée par des gens crédibles, si des personnes de notre entourage nous ont fait part de leur expérience fructueuse, ou des bons résultats de telle ou telle thérapie, et si nous sommes assurés de la compétence du thérapeute, alors nous pourrons accorder un véritable crédit à cette approche. Comme dans beaucoup de domaines médicaux, l'auto-persuasion, la conviction profonde qu'un traitement peut porter ses fruits, représente d'ores et déjà un grand pas vers le succès de la thérapie. Sans cette confiance accordée au traitement en amont, il nous sera très difficile de croire aux bienfaits de la thérapie, et nous adopterons alors une attitude de retenue, de doute, de méfiance. Une telle attitude n'est pas réellement propice à la réussite de la psychothérapie. Or, de nombreuses personnes ne croient pas en la fiabilité de ces thérapies. Diverses recherches ont montré par exemple que les sujets masculins sont particulièrement sceptiques à l'égard des psychologues ou des psychanalystes. Pourtant, on ne compte plus les études statistiques qui ont su démontrer de manière très nette les apports bénéfiques de ces thérapies, notamment en matière de troubles dépressifs.

Un tel scepticisme révèle en fait un autre aspect de la relation que nous entretenons avec la médecine. Dans nos pays occidentaux, nous sommes en effet inconsciemment persuadés que rien ne peut se résoudre sans médicaments. Y compris les troubles psychiques. Cela se vérifie très nettement au travers de nombreuses études statistiques mettant en scène un traitement placebo. C'est le cas, par exemple, de l'étude de l'université de Hull, qui a abouti à la remise en cause de l'efficacité des antidépresseurs. En résumé : pour un même trouble psychique (la dépression), deux groupes de patients reçoivent un traitement particulier. Le groupe A recevra un placebo, tandis que le groupe B recevra un antidépresseur (de type Prozac). Au terme de l'étude, les chercheurs se sont aperçus que les deux traitements donnaient à peu près les mêmes résultats ! En clair, le fait d'avaler une pilule, même si elle ne contient que du sucre, contribuerait à une légère amélioration de l'état psychique du patient. Cette étude en dit long sur le caractère irrationnel de notre rapport à la médecine et aux traitements médicaux ! Bien heureusement, les habitudes et les croyances évoluent, et de plus en plus de gens font aujourd'hui confiance aux psychothérapies pour venir à bout de leur mal-être. Petit à petit, ces gens font part de leur expérience autour d'eux, et bousculent les idées reçues de leur entourage. Le scepticisme laisse peu à peu la place à la curiosité, à l'intérêt, puis à la confiance. Lorsque cette confiance est enfin bien ancrée dans l'esprit d'un patient, alors la psychothérapie commence à porter ses fruits.

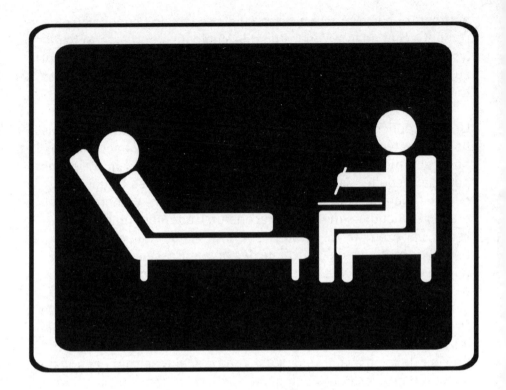

Choisir l'approche thérapeutique qui nous correspond le mieux.

Reste un dilemme de taille pour tous ceux qui souhaitent entreprendre une psychothérapie : quelle approche choisir ? Devant la multiplicité des techniques, des courants, des écoles, il est parfois difficile de s'y retrouver. C'est pourquoi nous proposons au lecteur d'en présenter ici quelques-unes des plus répandues, des plus utilisées. C'est le cas notamment des thérapies analytiques ou psychodynamiques, et des thérapies cognitivo-comportementales. Ces thérapies fonctionnent de façon très différente les unes des autres, comme nous le verrons. Elles répondent chacune à des attentes bien spécifiques du patient.

Nous avons également fait le choix de proposer certaines approches thérapeutiques qui sont encore méconnues du grand public, ou largement sous-estimées. En France en tout cas. Car force est de reconnaître que de nombreux pays européens disposent d'une avance certaine en matière d'innovation thérapeutique. C'est d'ailleurs peut-être en partie à cause de ce retard que nous, Français, sommes les champions toutes catégories de consommation d'antidépresseurs.

Toutefois, il n'est pas question de faire référence dans cet ouvrage à un nombre toujours plus grand de thérapies « fantaisistes », voire mystiques, qui pullulent un peu partout dans notre pays, sans s'appuyer sur de véritables socles théoriques ou scientifiques. Non, les nouvelles thérapies que nous souhaitons vous présenter ici, d'autres pays comme le Royaume-Uni, les Pays-Bas ou l'Allemagne les pratiquent depuis plusieurs années déjà, et leurs bénéfices ont été clairement démontrés par de nombreuses études statistiques, ainsi que par un corpus de recherches tout à fait sérieuses et officielles. Il s'agit notamment des thérapies par le sport, par la danse, par la relaxation ou la création artistique. S'appuyant sur des mécanismes psychiques « préverbaux », et sur notre relation au corps et au mouvement, ces thérapies s'affranchissent en partie des mots, de la parole, et à ce titre peuvent donner de très bons résultats chez des patients qui ne parviennent pas à mettre en mots leurs sentiments, leurs émotions. Amandine Vighi, psychologue du sport, nous fera part de son expérience et de son point de vue sur ces différentes techniques thérapeutiques tout à fait prometteuses.

Encore une fois, la variété des souffrances et des patients est infinie, aucun épisode dépressif ne se ressemble, et la thérapie choisie doit tenir compte de la personnalité, de l'identité du patient, de ses capacités à s'exprimer ou non, et de ses attentes en matière de résultats thérapeutiques. Ainsi, ces nouvelles méthodes de soins des troubles psychiques commencent enfin à être reconnues dans notre pays, et à se faire une place légitime dans le paysage thérapeutique français. Paysage qui fut d'ailleurs trop longtemps dominé, monopolisé par les thérapies cognitivo-comportementales. En effet, si ces dernières ont eu le vent en poupe durant ces quinze dernières années, grâce notamment à la promotion unilatérale dont elles ont bénéficié au sein de nos institutions de santé, elles commencent clairement à montrer leurs limites. De nombreux patients, dont les problèmes n'ont pas été résolus par l'approche cognitivo-comportementale, commencent à se tourner vers d'autres techniques, ou à s'intéresser à nouveau à l'approche analytique, trop longtemps méprisée et écartée des processus de soins.

Voilà donc l'enjeu de ce chapitre : présenter diverses approches thérapeutiques, leur fonctionnement, leurs apports, leurs effets sur les symptômes dépressifs. Mais aussi faire comprendre au lecteur que dans l'absolu, aucune thérapie n'est plus efficace qu'une autre pour soigner la dépression. Ainsi, plutôt que de choisir une approche en fonction d'un trouble, d'une affection en particulier (ici, la dépression), le lecteur devra rechercher celle qui lui correspondra le mieux, qui s'accordera à sa personnalité, à ses attentes, à ses convictions, à ses valeurs. A titre d'exemple, pour un même problème de dépression, une personne désireuse de redevenir rapidement fonctionnelle, sans pour autant avoir la volonté de chercher au plus profond d'elle-même les causes de son mal-être, se tournera davantage vers une approche cognitivo-comportementale. A l'inverse, une autre personne, de nature plus introspective, et qui souhaitera comprendre son problème dans sa globalité, ne sera pas convaincue par l'approche comportementale, et trouvera sans doute des réponses à ses questions grâce à une approche analytique. Enfin, une troisième personne qui ne parviendrait pas à mettre en mots son ressenti, chez qui la parole n'aurait que peu d'effets thérapeutiques, se tournera alors avec plus de facilité vers les thérapies psychocorporelles, ou les thérapies basées sur le sport, la création artistique ou l'expression corporelle.

Tour d'horizon des psychothérapies.

Analytiques et psychodynamiques.

Comme son nom l'évoque, cette approche est fortement enracinée dans la psychanalyse. Qu'elle fasse référence aux travaux de Freud, de Jung, ou de leurs disciples et successeurs, cette approche fait appel à la notion d'inconscient et focalise ses efforts sur la recherche de liens profonds entre les difficultés actuelles de l'analysant et son vécu, ses expériences passées, ainsi que les traumatismes psychiques qui en découlent. Selon le concept psychanalytique, étayé par de nombreuses recherches et études sur les comportements humains, un certain nombre de conflits psychiques non résolus, que l'on refoule dans le domaine de l'inconscient, peut engendrer en nous, parfois bien des années plus tard, un profond mal-être, et l'apparition de nombreux symptômes, notamment dépressifs. Le psychanalyste a pour but de faire prendre conscience à l'analysant de l'influence de ces conflits sur son fonctionnement psychique, afin de les comprendre et de s'en détacher progressivement.

De quelle manière la psychanalyse envisage-t-elle un état dépressif ? La complexité et la variété des cas ne permettent pas ici de répondre à cette question de manière exhaustive, mais nous pouvons toutefois donner quelques pistes qui permettront au lecteur de comprendre son fonctionnement thérapeutique. Envisageons d'abord le tableau clinique de la dépression : disparition de l'intérêt pour le monde extérieur, de la capacité d'aimer, inhibition de l'activité, manque de dynamisme (manque de « pression », d'où le terme « dépression »), diminution de l'estime de soi, dont la mise en berne peut aller jusqu'à une profonde culpabilité (« je ne suis pas à la hauteur », « je suis nul », « je n'y arriverai jamais », « je ne suis pas capable de... », etc.). De plus, pour compléter ce douloureux tableau, rappelons que le sujet se sent terriblement seul, abandonné, isolé dans sa « maladie ». Or, Freud a su décrire ces symptômes avec beaucoup de précisions, dès le début du siècle dernier. Mais sa grande originalité, qui fut ensuite reprise et corrélée par la plupart des psychothérapies, fut de démontrer qu'un être humain atteint de dépression a de nombreuses raisons de l'être. Autrement dit, il ne s'agit pas d'une « maladie » imaginaire, spontanée ou imprévisible : elle résulte des contradictions mêmes de la condition humaine. Un pas important était alors franchi vers la déculpabilisation du sujet dépressif. C'est là une caractéristique très importante de la psychanalyse : faire disparaître tout sentiment de culpabilité chez l'analysant est en effet un préalable indispensable au succès de la thérapie !

Ensuite, la psychanalyse insiste sur un autre constat important, qui est la base de son travail : la dépression découle d'une suite d'évènements passés et actuels que l'analysant n'a pas réussi à intégrer, digérer, métaboliser, symboliser. Les sujets dépressifs associent souvent leur dépression à un événement particulier : perte d'un emploi, deuil d'un proche, séparation... Or, même si c'est là une démarche arrangeante pour le patient, qui peut être le point de départ concret de son mal-être, la focalisation sur un événement précis est bien souvent illusoire et contre-productive d'un point de vue thérapeutique. En effet, selon de nombreux psychanalystes, la dépression est avant tout une lente accumulation, inconsciente et impalpable, qui s'amplifie jusqu'au jour où l'événement en question vient jouer le rôle de déclencheur, comme l'étincelle mettrait le feu aux poudres.

Ainsi, dans la conception analytique de la dépression, ce mal est en fait la partie émergée de l'iceberg. Il dissimule des vécus difficiles, un rapport à l'autre complexe, des désirs ensevelis, des déceptions passées qui ont profondément marqué l'inconscient, et qui finissent par prendre la forme de la dépression.

C'est pourquoi demander de l'aide à un professionnel peut s'avérer très bénéfique, dans la mesure où le patient sera enfin écouté, où sa souffrance sera enfin prise au sérieux. Car l'entourage, même s'il se veut réconfortant, patient, compréhensif ou compatissant, ne peut pas assumer ce rôle en profondeur. Il y a également certaines choses que l'on ne peut pas dire à son entourage sans avoir la peur qu'il nous juge, même inconsciemment. Un antidépresseur, quel qu'il soit, ne peut pas non plus jouer ce rôle de catalyseur. Seule une psychothérapie le permet. Susann Heenen-Wolff, psychanalyste bruxelloise, résume fort bien cette idée : « Quelle que soit l'efficacité de l'effet médicament, il suffit rarement à « guérir ». Car l'origine de la dépression est à chercher sur « une autre scène », dans le théâtre de l'inconscient. C'est là que se jouent des conflits parfois si puissants qu'ils « gèlent » toute possibilité du sujet de trouver des solutions tout seul.

Ces conflits sont souvent inaccessibles à la conscience sans une mise au travail du psychisme dans le cadre de la psychothérapie. Les faire apparaître est un remède puissant contre le sourd grognement de la dépression. Grâce à une parole librement déployée, l'individu en souffrance peut accéder à une plus grande souplesse dans sa pensée et son imagination, jouer avec les possibles dans un cadre sécurisant, sans crainte d'être jugé. » La psychothérapie devient alors « un espace bien à lui » dans lequel il pourra « parcourir à son rythme toutes les périodes de sa vie et laisser émerger les sentiments, les désirs et les aspirations jusque-là tenus en lisière », poursuit-elle.

Grâce à la psychothérapie (vous remarquerez que Susann Heenen-Wolff n'évoque pas uniquement la psychanalyse, mais la psychothérapie en général), le patient n'est plus uniquement le spectateur passif de sa « maladie », mais il devient l'acteur de sa propre histoire. C'est là aussi un premier pas vers la réappropriation de soi et la reprise en main de sa propre vie, aspects qui manquent cruellement aux sujets dépressifs.

- *Aucun jugement, aucun conseil.*

Nous avons évoqué, à plusieurs reprises, une des caractéristiques de la psychanalyse, également présente dans d'autres formes de thérapies : il s'agit de l'absence de jugement, ainsi que de l'absence de conseils du thérapeute envers son patient. Certains de nos lecteurs pourraient alors s'interroger : à quoi bon entreprendre une psychothérapie si le thérapeute ne nous aide pas, grâce à ses conseils avisés, à affronter la vie de tous les jours avec plus de force et de confiance ? Pourquoi, alors que nous ressentons le besoin d'être conseillés, d'être guidés, pourquoi diable le thérapeute se refuse à nous apporter cette aide que nous réclamons ? Cette question attendue mérite une réponse claire : en réalité, prodiguer des conseils bienveillants à une personne dépressive s'apparente à un cadeau empoisonné, et ne relève pas d'une démarche professionnelle et thérapeutique. C'est en tout cas le point de vue de l'approche psychanalytique.

Si nos lecteurs cherchent d'abord une palette de conseils concrets applicables dans leur vie quotidienne, ils devront davantage se tourner vers une thérapie comportementale et cognitive. Une telle approche pourra sans doute fonctionner pour les patients dont la souffrance est légère, épisodique, ou liée de manière directe à un comportement précis (notamment un comportement alimentaire déviant : tendance anorexique ou boulimique). Mais elle ne s'attaquera qu'aux symptômes de la dépression, et non à ses causes. Le patient verra alors s'éloigner les espoirs d'une véritable guérison profonde et durable, au profit d'une « béquille comportementale » qui rappelle in fine la « béquille chimique » des antidépresseurs. Nous y reviendrons.

Pour l'heure, tentons de comprendre pourquoi la psychanalyse se refuse à prodiguer toute forme de conseils aux analysants. En réalité, le psychanalyste fait le choix de ne pas interférer avec les décisions que son patient est amené à prendre dans sa vie quotidienne, afin de mieux mettre à jour les conflits inconscients qui sont à l'origine du sentiment dépressif, et donc de parvenir à soulager cette humeur dépressive. Par ce moyen, le patient est alors amené à recourir à sa propre « créativité », plutôt que de suivre les « bons conseils » du psychanalyste. En effet, si le thérapeute décidait d'afficher sa position personnelle concernant tel ou tel problème rencontré par son patient, de prendre parti, il ne serait alors plus considéré comme quelqu'un avec qui on peut exprimer librement ses pensées les plus intimes, ou les plus contradictoires, mais comme un juge et un censeur. Il peut toutefois arriver, au cours d'une psychothérapie dite « de soutien », qu'un analyste intervienne et donne un type de conseil sur un problème bien particulier rencontré par son patient. Mais d'une manière générale, les conseils que pourrait donner un thérapeute ne doivent pas l'éloigner du but de son travail, qui demeure la recherche, par le patient lui-même, de solutions à ses problèmes quotidiens en fonction de sa singularité et de son vécu. Ne pas intervenir sur la réalité externe du patient permet de favoriser chez celui-ci le développement d'une plus grande autonomie. En clair, conseiller à un sujet authentiquement dépressif de « voir la vie du bon côté », de « transformer son énergie négative en énergie positive », ou encore d' « accepter ses défauts et d'apprendre à vivre avec », résulte sans doute d'une bonne et louable intention, mais ne sera hélas pas d'une grande utilité pour l'amélioration de l'état du patient. Ne souriez pas, car si cela semble pourtant tellement évident, certaines thérapies sont truffées de ces « prodigieux » conseils. Les thérapies comportementales et cognitives s'appuient notamment sur ce type de méthodes.

- Quels effets, quels résultats attendre d'une psychothérapie analytique ?

Le fonctionnement et les méthodes des thérapies analytiques sont pour beaucoup de nos lecteurs plutôt abstraits et méconnus. De nombreuses idées reçues sur les psychothérapies en général sont, bien souvent, véhiculées par des gens qui n'y connaissent pas grand-chose, mais qui se permettent néanmoins de juger ces méthodes par un scepticisme qui a pour effet de décourager ceux qui les écoutent. On entend souvent parler de séances pesantes, qui se dérouleraient dans une ambiance tamisée voire obscure, pendant lesquelles règne un silence de mort, à peine ponctué par quelques

« hin hin », « bien », ou « continuez », émises périodiquement par le thérapeute. Thérapeute qui, dans l'imagerie populaire, se cache bien sûr derrière une barbe touffue, ou tourne le dos au patient, et, pourquoi pas, lit son journal en fumant une bonne pipe, sans même se soucier de ce que peut bien raconter celui qui est allongé sur son divan ! Cette vision caricaturale, d'un autre âge, reflète encore aujourd'hui la manière dont beaucoup de gens imaginent la psychothérapie. Pas étonnant dans ce cas que ces mêmes personnes hésitent, ou se découragent, avant d'en faire l'expérience par eux-mêmes ! Il nous semble donc indispensable de bousculer ces clichés et d'expliquer le déroulement d'une thérapie analytique, les différentes étapes qu'elle comporte, ainsi que les effets qu'elle procure au patient, ou plutôt à l'analysant, puisque le choix des mots revêt ici une importance particulière.

Tout d'abord, la position de l'analyste : si les méthodes de la psychanalyse pure préconisent que le thérapeute se place derrière le patient, donc derrière le divan, cette caractéristique n'est pas nécessairement appliquée par tous les praticiens et pour tous les patients ! En effet, de nombreux praticiens exercent leur travail d'analyse en face à face avec le patient, ce qui, selon les cas, donne de meilleurs résultats. Rappelons que la plupart des psychologues ont été formés aux techniques de la psychanalyse, ce qui ne veut pas dire pour autant qu'ils appliquent ces techniques de manière rigide et absolue. En fait, la plupart des praticiens utilisent le concept thérapeutique de la psychanalyse, mais peuvent aussi se référer à d'autres concepts, à d'autres techniques, et les utiliser au cas par cas. Ensuite, si certains préfèrent exercer sans être face à face avec l'analysant, ce n'est pas pour se cacher de lui ou pour pouvoir « lire leur journal » ou « faire leur tiercé » en toute discrétion ! Soyons sérieux ! Cette position a en fait pour objectif de faire oublier provisoirement au patient la présence du thérapeute, afin qu'il libère sa parole avec plus de facilité, qu'il entre plus aisément dans une forme de « transe » analytique. Elle permet par exemple au patient qui dévoile des pensées enfouies ou des désirs intimes de ne pas lire sur le visage du thérapeute une éventuelle réaction. Car même si l'analyste n'est en aucun cas juge de l'analysant, la moindre de ses réactions, tic nerveux, sourire ou froncement de sourcil, pourrait être interprété par l'analysant comme une forme de jugement. Or, une telle interprétation peut engendrer chez celui qui « se met à nu » un blocage immédiat dans l'expression de ses sentiments, et donc nuire au bon déroulement de l'analyse. En ce qui concerne l'éventuel silence de l'analyste, là encore, cela dépendra des méthodes du praticien. Si certains optent pour un silence quasi total, d'autres choisiront d'intervenir dans le but de délier la parole de l'analysant, de favoriser son expression, ou de lui faciliter l'interprétation de telle ou telle déclaration. Toutefois, la rareté des interventions a également pour but de plonger le patient dans une profonde introspection, dans un repli sur lui-même, nécessaire à l'amorce de son travail psychique. L'exploration de territoires inconscients ne peut avoir lieu dans de bonnes conditions si le thérapeute interrompt sans cesse son patient, ou lui pose d'innombrables questions. De trop fréquentes interventions auraient pour effet de ramener sans cesse l'analysant à un état de conscience, de le « réveiller » en quelque sorte, ce qui encore une fois l'empêcherait de mettre le doigt sur ses pensées les plus enfouies.

Reste à répondre à quelques questions fondamentales pour nos lecteurs. Comment se déroule une psychothérapie analytique ? Quelle en est la durée, combien de séances sont nécessaires ? Quels en sont les effets ? Est-il possible de se faire rembourser ce type de thérapie ?

Rappelons tout d'abord qu'il n'existe pas de réponse type pour la plupart de ces questions.

La durée de la thérapie dépendra bien entendu de la profondeur du mal-être, de l'intensité des symptômes dépressifs, de la capacité et de la volonté du patient (pardon, de l'analysant) à exprimer ses sentiments. Les séances peuvent se poursuivre ainsi pendant plusieurs années, comme donner des résultats tout à fait convaincants en quelques mois, voire en quelques séances.

Ensuite, comme nous l'avons souvent répété au fil de ces dernières pages, toutes les psychothérapies ne conviennent pas à tous les patients. Ainsi, un patient qui ne ressent aucun des effets thérapeutiques de la parole, ou qui ne parvient pas à exprimer ses émotions, à mettre en mots sa souffrance, n'obtiendra sans doute pas les effets escomptés des thérapies verbales, et notamment de la psychanalyse.

Enfin, pour ce qui est des remboursements, nous ne pouvons que conseiller à nos lecteurs de se tourner vers un psychanalyste qui a également une formation de psychiatre (donc une formation médicale). Dans ce cas, en effet, les remboursements n'en seront que plus faciles. Vous pouvez vous renseigner à ce sujet sur les sites Internet des différentes associations de psychanalystes, la plus connue étant l'API (Association de psychanalyse internationale), divisée elle-même en associations nationales. Il en existe beaucoup d'autres, comme la SARP (Société pour l'action et la recherche en psychiatrie), qui vous garantiront en outre la compétence des praticiens qui les composent.

Essayons de décrire dans les grandes lignes, et le plus simplement possible, le déroulement d'une psychanalyse.

Lors des premières séances, le patient se retrouve, sans doute pour la première fois de sa vie, à exprimer des sentiments intimes et personnels à une autre personne qui lui est, au départ, totalement inconnue. Le patient évoquera d'abord des choses qui lui sembleront futiles, puis des problématiques plus personnelles. Il commencera ensuite à investir progressivement son passé, les évènements qui l'ont marqué, à évoquer son rapport avec les autres, avec ses proches. Il sera également amené par le thérapeute à évoquer la manière dont il conçoit l'avenir, voire à évoquer ses rêves les plus marquants. L'analyste lui suggèrera d'interpréter lui-même ses paroles, ses rêves, ses interrogations. C'est alors que les premiers effets bénéfiques se produisent : la souffrance diminue, la conscience et l'estime de soi réapparaissent doucement. Plusieurs raisons peuvent expliquer cette amélioration. Etre enfin pris au sérieux, se sentir en confiance, dans une sorte de sécurité psychique rassurante. Mais la raison la plus évidente repose sans aucun doute sur l'effet libératoire du pouvoir de la parole.

L'esprit est une ville »

Voici un extrait de l'article du Dr Malaguarnera, qui décrit par une métaphore à la fois simple et subtile, le fonctionnement de ces thérapies analytiques.

« Imaginez un instant que vous n'êtes pas propriétaire d'une maison, mais d'une ville entière (comme Paris, Bruxelles, etc. ndlr). Bien que certaines parties de cette ville étaient présentes dès votre naissance, la plupart ont été bâties au fil du temps que vous avez grandi. Maintenant que vous êtes adulte, vous occupez seulement quelques bâtiments et, en conséquence, vous parcourez seulement certaines rues ou avenues. Quelques fois, il vous arrive aussi d'accéder à d'autres bâtiments et parcourir d'autres rues. Cependant, il y a des quartiers entiers qui vous sont complètement inconnus. Lors de votre parcours analytique, vous serez contraint par vous-même de vous y aventurer. Quelques fois, vous devrez rebâtir de vieux immeubles après les avoir visités, apprendre la signification de nouveaux panneaux, et apprendre à ne pas vous engager dans des rues sans issues. Mais, tout cela ne suffit pas. Malgré vos tentatives, vous continuez à vous retrouver dans des rues sans issues, dans des bâtiments que vous n'arrivez pas à situer par rapport à votre quartier. Cela vous conduit à parcourir plusieurs fois les mêmes trajets parce que vous n'avez pas une vue d'ensemble, une cartographie de la ville. Cette répétition vous procure encore de la souffrance. En topologie, nous dirions que vous êtes dans une position intrinsèque, vous vivez la ville de l'intérieur. Au fur et à mesure que vous parcourez les quartiers, vous en découvrez un où vous trouvez une plate-forme avec un hélicoptère que vous pouvez piloter. Grâce à ce moyen, vous pourrez survoler la ville et, petit à petit, vous faire un plan. En topologie, nous dirions que vous êtes dans une position extrinsèque. Quand vous redescendez et refaites un tour dans votre ville, s'il vous arrive de vous perdre, vous pourrez retrouver le chemin de retour plus facilement grâce à la cartographie que vous avez commencé à dessiner. Vous pourrez aussi éviter de vous retrouver dans des rues sans issue. En termes moins imagés, vous serez beaucoup plus maître chez vous, les répétitions de situations qui vous ont occasionné tant de souffrance seront moins présentes, et, finalement, vous pourrez réaliser plus facilement vos souhaits. »

A ce stade, certaines personnes se sentiront déjà beaucoup mieux, et décideront peut-être d'arrêter le traitement, ayant obtenu ce qu'elles étaient venues chercher. D'autres, dont la souffrance reste intense, décideront de continuer. Pour celles qui font le choix de continuer, un phénomène assez commun risque de se produire. En effet, des rechutes ne tardent pas à se faire sentir, tandis qu'un attachement tout particulier se met en place entre l'analysant et l'analyste. Le patient répète alors des modalités de fonctionnement psychique indésirable, qui induisent des réactions teintées d'une certaine « agressivité » (au sens psychique du terme).

C'est la seconde phase du traitement, que rencontre la plupart de psychanalystes. L'analysant commence à penser « à quoi bon faire cette analyse », « l'analyste ne comprend rien », « ma souffrance revient », etc. Cette phase peut parfois décourager le patient, à tel point qu'il peut être tenté d'arrêter le traitement. Or, cette phase ne dure généralement que peu de temps, et finit par laisser à nouveau la place à un mieux-être, à mesure que le patient « s'installe » dans son analyse et apprend à décrypter ses réactions psychiques. Le patient reprend alors progressivement la maitrise de sa vie, de son histoire, de ses émotions. Les répétitions de situations, qui généraient tant de souffrance chez le patient, se feront alors moins présentes, tandis que les souhaits, les désirs, réapparaissent et deviennent à nouveau possibles et réalisables. Le patient prend progressivement connaissance de sa structure psychique et de ses modalités de fonctionnement. Grâce à cette prise de conscience, il peut à nouveau affronter le quotidien, sortir de la torpeur dépressive, et finit par ne plus avoir besoin de l'analyste.

Le corps, garde-fou de l'esprit.

S'appuyer sur le corps pour parvenir à traiter les maux de l'esprit n'est pas une considération tout à fait nouvelle. Pourtant, pendant très longtemps, nos sociétés occidentales se sont désintéressées de cette question. Or, aujourd'hui, de nombreuses thérapies utilisant le corps comme intermédiaire, se développent et gagnent en crédibilité. Elles sont même, pour certaines d'entre elles, liées à d'autres types de thérapies tout à fait sérieuses et reconnues. La thérapie par le sport ou l'expression corporelle ont notamment fait leurs preuves au Royaume-Uni. Désormais, il est en effet possible outre-Manche de se faire prescrire et rembourser ce type de thérapie, voire l'inscription à des activités sportives proprement dites. C'est devant l'explosion démesurée des prescriptions d'antidépresseurs que le ministère de la Santé au Royaume-Uni a décrété une telle mesure.

On ne compte plus aujourd'hui les études officielles, provenant de nombreux pays, démontrant l'effet antidépresseur du sport de façon incontestable. D'un point de vue physiologique, le sport serait en effet tout aussi efficace que les antidépresseurs pour lutter contre la dépression. C'est d'ailleurs tout à fait logique ! La pratique d'une activité physique régulière permet en effet à notre cerveau de produire naturellement les mêmes messagers chimiques qui interviennent dans le fonctionnement des antidépresseurs.

Notre cerveau sécrète en effet beaucoup d'endorphines pendant la pratique d'un sport. Ces substances chassent les tensions et les douleurs, tout en provoquant une sensation de bien-être et une certaine euphorie, qui se prolongent après l'effort. Mais ce n'est pas tout. Certains sport, basés sur par exemple sur l'endurance, augmentent également de manière très nette la sécrétion de sérotonine, substance naturelle régulatrice de l'humeur. Exactement comme le ferait un médicament tel que le Prozac ! Des chercheurs de la Duke University, qui ont travaillé sur plusieurs groupes de patients dépressifs, ont découvert que la course à pied, le footing, entrainait une production élevée de sérotonine par le cerveau, similaire à l'effet des antidépresseurs. Courir, si possible en petits groupes, permet donc de lutter efficacement contre les symptômes de la dépression. Les effets positifs du sport ne s'arrêteraient donc pas au simple système cardio-vasculaire.

L'exercice, de préférence accompagné ou en équipe, dans le cadre d'une pratique régulière et encadrée, est également très bénéfique pour l'estime de soi : il aide au développement des aptitudes sociales et réduit l'isolement. Il permet ainsi à une personne dépressive de renouer avec des sentiments comme la fierté, le pouvoir et l'autosatisfaction. Un grand pas vers la guérison et le bien-être, en somme ! D'autre part, le corps peut parfois être vécu comme un ennemi par une personne souffrant de dépression. Un ennemi dont il faut parfois faire taire la complainte, un ennemi qu'on ne parvient pas à maitriser, à dynamiser.

C'est également une des raisons qui poussent ces personnes vers les médicaments. Or, en s'impliquant dans une activité physique régulière et socialisante, le sujet redécouvre que le corps peut être une véritable force, et non une faiblesse, et ainsi en retirer un profond sentiment de fierté. Il se fixe à nouveau des objectifs, et recommence à se projeter vers ces objectifs.

Ce sentiment de conscience de son corps, donc de soi, tant mis a mal chez les sujets dépressifs, ne peut être que bénéfique. Selon une étude publiée dans le Psychiatric Rehabilitation Journal, faire de l'exercice trois jours par semaine, à raison d'une à deux heures, sur une période de 15 à 20 semaines (4 à 5 mois, soit moins longtemps qu'un traitement antidépresseur), entraine une nette diminution de la dépression, une augmentation de l'estime personnelle et de la conscience de soi, ainsi qu'une plus grande facilité à s'acquitter des activités de la vie quotidienne.

Pourquoi, devant ces résultats probants, notre système de soins continue-t-il d'ignorer cette voie thérapeutique ? C'est que, malgré la large palette d'études démontrant les bienfaits du sport sur la santé mentale, un double problème se pose encore pour nos médecins et nos psychothérapeutes français, qui les empêche de recourir à de tels traitements dans leur pratique quotidienne. Quel est ce double problème ?

D'abord, il est très difficile d'identifier la raison pour laquelle l'exercice contribue à apaiser les symptômes de la dépression. De ce fait, les praticiens à l'affût de preuves purement scientifiques tendent à laisser de côté l'exercice au profit de traitements plus « quantifiables », comme les antidépresseurs chimiques. Pourtant, l'exercice physique n'entraine aucun effet secondaire ou indésirable, contrairement aux traitements médicamenteux. Guy Faulkner, professeur d'éducation et de santé physique à l'université de Toronto, résume ainsi le problème : « Autrement dit, l'exercice est peut-être trop simple. Est-ce même un traitement de la maladie mentale ? Il est impossible d'en définir la dose et je doute qu'un jour on y parvienne. Nous ne connaissons pas les raisons de son action. Mais pensez aux médicaments psychotropes (comme les antidépresseurs, ndlr) : nous ne connaissons pas non plus toutes les raisons de son action, et pourtant ils sont couramment prescrits ! Nous avons besoin d'études plus poussées et d'un changement d'attitude. »

Le second problème qui se pose vient du fait qu'il s'agit d'un traitement « symptomatique ». En clair, l'activité physique agit directement sur les symptômes de la dépression, et non sur ses causes. Elle aide à se sentir mieux, à mieux affronter le quotidien, mais ne permettra certainement pas à un patient dépressif de découvrir les raisons profondes de son mal. C'est pourquoi nous suggérons à nos lecteurs qui souhaitent comprendre leur problème dans sa globalité, de considérer l'exercice physique comme un très bon complément à la psychothérapie, voire comme substitut aux antidépresseurs.

Attention toutefois : ne cessez jamais l'usage d'un antidépresseur sans avoir préalablement consulté votre médecin ou votre thérapeute ! De violents symptômes de sevrage peuvent apparaître, s'accompagnant d'effets secondaires émotionnels et physiques graves. C'est pourquoi il est nécessaire de diminuer progressivement le dosage tout en vous engageant dans un programme d'exercice physique. Nous ne rappellerons jamais assez qu'une telle période de sevrage doit être encadrée par un médecin ou praticien qualifié. Il n'empêche que le sport pratiqué en groupe, de façon régulière, améliore sensiblement l'état de patients dépressifs.

Les principaux apports d'une activité sportive peuvent être résumés comme suit :

   - *Libération des hormones du plaisir et sécrétion de neurotransmetteurs positifs pour l'humeur.*

- Apport d'une production durable de ces hormones : contre le stress d'une part, avec une réduction du cortisol, une production de sérotonine et d'endorphines. Contre les baisses d'énergie d'autre part, grâce à une meilleure oxygénation et une augmentation du taux de testostérone !

- Amélioration des aptitudes sociales et remède contre l'isolement.

- Meilleure estime de soi, sentiment d'une plus grande force psychique et d'une plus grande satisfaction personnelle.

- Dans le cas de sports plus techniques, comme le tennis, ou les sports d'équipe, la pratique a également des effets stimulateurs pour le cerveau.

Il faut toutefois savoir respecter certaines règles simples si l'on veut éviter que se produise l'effet inverse de celui recherché. Commencez doucement, progressivement, à votre rythme. Évitez de mettre votre corps à rude épreuve, évitez les excès de fatigue. Vous pourrez alors jouir pleinement des vertus défatigantes et déstressantes du sport.

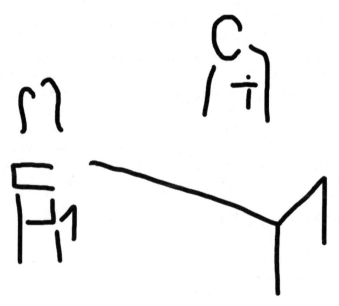

Les thérapies à médiation corporelle.

Prêter attention au corps et à ce qu'il peut exprimer, savoir écouter ce qu'il a à nous dire sur notre état psychique semble donc d'une importance capitale. A tel point que les liens entre l'esprit et le corps jouent aujourd'hui un rôle central dans certaines psychothérapies. Nous avons souhaité en savoir plus sur le fonctionnement de ces nouvelles thérapies, en plein essor, et qui semblent donner de très bons résultats, notamment chez les patients qui ne parviennent pas à mettre en mots leur souffrance.

Entretien avec Amandine Vighi, psychologue spécialisée dans les thérapies par le sport et l'expression corporelle.

La psychologue Amandine Vighi a bien voulu répondre à nos questions, et nous faire part de son expérience. Melle Vighi a également exercé en milieu psychiatrique, ainsi qu'au sein de diverses institutions sportives, en France et en Angleterre. Pratiquant elle-même la danse contemporaine, elle nous présente notamment les vertus de la danse-thérapie. C'est là une méthode de soins qu'elle connaît particulièrement bien et qui ne cesse de se développer outre-Manche. Elle a su également attirer notre attention sur quelques pistes thérapeutiques et techniques de relaxation que nous présenterons brièvement à la suite de cet entretien.

Devant la multiplicité des voies thérapeutiques, existe-t-il aujourd'hui ce qu'on pourrait appeler une psychothérapie « classique », qui ferait figure de référence, en opposition aux nouvelles formes de thérapies qui voient le jour ?

A.V. : *D'un point de vue théorique, une « psychothérapie classique » n'a jamais existé. Dans l'imagerie populaire, il se peut que cette thérapie « classique » dont vous parlez fasse référence à la psychanalyse. Mais à vrai dire, il y a toujours eu plusieurs écoles de pensée, plusieurs manières d'envisager les traitements psychiques. Chaque thérapeute se réfère à un cou-*

rant de pratique en particulier, à la méthode à laquelle il a été formé. Cela influe sur la durée des séances, les théories sous-jacentes, le nombre de séances, qui peuvent prendre la forme d'un programme préétabli comme dans les thérapies comportementales et cognitives par exemple.

Je pense que pour le grand public une thérapie classique implique une situation d'échanges verbaux entre un thérapeute et son patient. Mais une thérapie peut être individuelle, de couple, familiale ou de groupe. Elle peut être aussi « en mouvement », comme dans le psychodrame, ou la danse-thérapie. Il y a de nombreuses variations dans le domaine des psychothérapies.

Les différences entre les termes « psychanalyste » et « psychologue » sont parfois difficiles à saisir. S'agit-il d'une question de méthode ?

Je répondrai à votre question en comparant le travail d'un psychanalyste et d'un psychologue clinicien. Un psychanalyste peut avoir suivi des études de psychologie, et ou avoir également une formation de psychiatre (études de médecine, ndlr), mais ce n'est pas obligatoire. Sa particularité est d'avoir lui-même suivi une cure psychanalytique. C'est son expérience, alliée à l'étude théorique des concepts psychanalytiques, qui lui confère son autorité en la matière. C'est à ce titre qu'il peut à son tour diriger des cures psychanalytiques ou des thérapies d'inspiration psychanalytiques, de durées variables.

Un psychologue clinicien a, quant à lui, nécessairement étudié la psychologie et la psychopathologie clinique. Il peut mener des évaluations psychologiques à l'aide de tests par exemple ou prendre en charge des suivis de soutien psychothérapeutique. Cela dépend de son lieu d'exercice, s'il exerce en libéral ou s'il travaille dans une structure de soins par exemple. Cela dépend aussi des autres formations qu'il a pu suivre. Un psychologue peut aussi avoir suivi une formation complémentaire dans différentes techniques psychothérapeutiques, après ses études de psychologie ou en formation continue.

Vous qui êtes spécialisée en la matière, pouvez-vous nous dire quels sont les apports, les effets du sport sur les sujets présentant des symptômes dépressifs ?

Il y a différentes façons d'envisager l'usage d'une activité physique dans un but thérapeutique. Plutôt que de parler de sport, je préfèrerais mentionner l'ensemble des activités physiques et artistiques.

On peut tout d'abord parler des bénéfices du sport sur la santé en général, particulièrement pour notre santé mentale, et ce pour chacun d'entre nous. Par extension, ces bienfaits peuvent donc être d'une grande aide aux personnes souffrant de troubles dépressifs ou exprimant un sentiment de mal-être. Chacun connait les bénéfices du sport en termes d'action sur le système hormonal, entrainant une sensation de bien-être, de détente.

Il y a aussi le sentiment d'appartenance sociale qu'induit le sport : l'échange avec les autres, le partage autour d'un but commun. Cet apport en soi peut être un puissant soutien pour des personnes dépressives.

D'autre part, se mettre en mouvement augmente le sentiment d'agir pour soi, pour son corps, d'être vivant. Cela peut aider le sujet à se projeter à nouveau dans le futur, et à se fixer de nouveaux objectifs. Toute activité physique s'accompagne également d'une forme de « lâcher-prise ». Le sujet bascule dans un autre mode que celui de la pensée consciente, une sorte d'état de « veille », de méditation, dans lequel on peut être lorsqu'on conduit par exemple. Ainsi, le sport ou les activités physiques et/ou artistiques (yoga, cirque, danse, etc.) peuvent être utilisés en tant que tel pour la recherche de sensations, de prise de conscience du corps.

Ensuite, un autre type de travail thérapeutique peut s'élaborer autour du corps, ce qui requiert une solide formation de la part du thérapeute qui accompagne ce travail. Je fais ici référence

à des techniques telles que le psychodrame, la gestalt-théra-pie, la body-psychotherapy (relativement développée dans les pays anglo-saxons, ndlr) ou la danse-thérapie. Ce sont là de véritables psychothérapies qui n'ont que peu à voir avec une simple activité sportive proposée à des fins thérapeutiques.

Les bienfaits ne se résument plus à une régulation hormo-nale ou à une simple resocialisation du sujet. La différence se situe au niveau de la prise en compte des implications trans-férentielles, ou de la régression qu'implique un tel travail. Le transfert et la régression sont des outils très utilisés en psy-chanalyse, qui permettent au sujet d'accéder à son incons-cient. Ces techniques semblent être particulièrement fruc-tueuses avec des personnes qui peuvent avoir des difficultés à mettre en mots leur mal-être. C'est aussi pertinent dans des cas où la souffrance se traduit dans le corps, sous forme de maladie psychosomatique par exemple.

Corps et psychothérapie peuvent donc se conjuguer sous dif-férentes formes, par la mise en jeu, la mise en mouvement du corps, comme dans le psychodrame ou la gestalt-thérapie.

Mais on pourrait aussi mettre l'accent sur l'écoute attentive des « mots du corps » dans la parole, dans le cadre d'une thé-rapie plus « classique » comme nous disions auparavant. Par exemple, dans le cas d'une thérapie verbale de type psycha-nalytique, savoir exprimer la manière dont on se conçoit dans son corps, par les mots, peut être également très important, et parfois révélateur, pour mieux se comprendre et agir sur les causes de la dépression.

Quelles méthodes de relaxation ou de méditation théra-peutiques préconiseriez-vous à des sujets présentant des symptômes dépressifs ?

Une nouvelle fois, ces méthodes peuvent être utilises à diffé-rents niveaux : en tant que telles, ou dans le but d'amorcer un processus d'élaboration psychique qui se base sur les sensations et associations mentales qu'apportent de telles pratiques.

Le training autogène de Schultz, la sophrologie et la relaxation progressive par exemple sont des techniques utilisées davantage dans un but de détente et de mise en conscience de sensations. Les méthodes Sapir de relaxation « à induction variable » et la psychothérapie de relaxation de Julian de Ajuriaguera sont des méthodes qui ont eu pour point de départ le travail de Schultz et se sont développées pour s'instaurer en véritables méthodes psychothérapeutiques prenant en compte les enjeux du transfert, de la résistance...

On pourrait aussi ici mentionner le yoga, ainsi que les techniques dites somatiques tel que le body-mind centering, la méthode Feldenkrais, la technique Alexander qui peuvent être un apport dans un but de développement personnel. Ce sont des méthodes non pas correctrices, mais qui permettent d'explorer des façons différentes de faire tel ou tel mouvement, d'agrandir le champ de possibilité de mouvement. Elles se basent notamment sur l'exploration de mouvements simples, par exemple lever et abaisser un bras, ou s'assoir. On s'aperçoit avec ces techniques qu'explorer une nouvelle façon de faire un mouvement ne s'arrête pas à faire un mouvement d'une façon différente, au bénéfice d'un meilleur usage du corps. C'est aussi intéressant du point de vue du fonctionnement psychique.

Les formes d'expression corporelle artistique, comme la danse, présenteraient de nombreux bienfaits pour la santé mentale ? Pouvez-vous nous en dire plus ?

La danse-thérapie est une technique encore peu connue du grand public, mais qui ne cesse de se développer. Cette thérapie demande un engagement de la personne à un niveau préverbal. C'est une mise en mouvement d'éléments qui peuvent être difficiles à atteindre par la parole. Si cette mise en mouvement permet à certaines personnes de réussir à s'exprimer ensuite par la parole, des mots peuvent être posés a posteriori avec le thérapeute. D'autres médias d'expression, comme le dessin, l'écriture, l'expression rythmique (musique) peuvent êtres utilisés en session par certains thérapeutes, et semblent donner des résultats tout fait encourageants chez de nombreux patients.

Mais en quoi la danse peut-elle être utile et efficace contre la dépression ?

D'abord, il ne s'agit pas de danse, mais de danse-thérapie, ce qui est sensiblement différent, car ici l'objectif est avant tout thérapeutique. Il ne consiste pas en une maitrise technique de ce sport.
Ensuite, personnellement, je ne pense pas forcément en termes de diagnostic. Le choix d'un type de thérapie devrait plutôt se faire par choix, par affinité personnelle avec telle ou telle forme de thérapie. La danse-thérapie ne correspond pas à tout le monde, comme la thérapie verbale ne correspond pas à tout le monde. Ce qui compte le plus, je pense, c'est que la personne ce sente prise en charge à un niveau ou d'une façon qui lui correspond en tant qu'individu. Si c'est par une thérapie verbale tant mieux. Mais on peut aussi rechercher une prise en compte de la dimension corporelle, ou même transgénérationnelle ou spirituelle. Au fond c'est une question de croyance, de point de vue sur les choses et sur sa propre humanité.

Peut-elle agir sur le cœur du problème, sur l'origine du mal-être du patient ? Peut-elle l'aider à se comprendre lui-même, et si oui, de quelle manière ?

La danse-thérapie ne consiste pas en une reproduction de formes ou de mouvements préétablis, comme ce à quoi le mot danse pourrait renvoyer. Elle se situe plutôt dans le jeu, l'exploration, l'improvisation... Le tout dans un cadre contenant, c'est-à-dire impliquant des règles prédéfinies par les participants. Ce cadre permet que le processus se fasse dans un environnement sûr, au niveau psychique j'entends.

Dans la dépression, il y a l'image d'un arrêt du mouvement de la vie, quelque chose de figé, de bas. Un travail autour du corps peut alors se révéler pertinent pour remettre la personne en mouvement, en dynamique.

La danse-thérapie aborde la problématique de l'expression, et de la communication non verbale. Le danse-thérapeute peut faire des interventions ou interprétations qui aident les éléments in- ou pré- conscients à émerger. On ne se rend pas compte à quel point le mouvement peut être un voyage qui transforme l'individu. Cette thérapie touche également à différents concepts psychanalytiques couramment utilisés en thérapie à médiation corporelle, tels que l'image du corps, le moi peau d'Anzieu, l'aire transitionnelle de Winicott...

Enfin, pour revenir à votre première question sur les différentes psychothérapies, il me semble qu'il y a un aspect presque artistique dans une thérapie. Bien sûr, il y a la méthode, les techniques et le cadre de référence qui supporte le travail, mais là ou ça se passe, là ou ça « arrive », c'est parfois peut être plus dans un moment qui relève de l'art, de l'aventure, d'une œuvre a deux.

Cette thérapie peut-elle se substituer à un traitement médicamenteux, ou faut-il forcément l'associer avec un antidépresseur ?

Je pense que c'est une question de cas par cas, à voir avec la gravite des symptômes, le choix de la personne. Ce n'est pas la même chose de parler d'un patient qui souffre depuis des années de mélancolie, d'une jeune mère souffrant de post-partum, ou encore d'un adolescent suicidaire.

Il y aussi des troubles décrits par le patient comme dépressifs et qui s'apparentent d'avantage à des troubles de type anxieux. Il n'y a pas une façon de répondre à un patient dépressif. Il n'y a pas une dépression. Il y a des sujets qui ont différents vécus, différentes réponses aux problèmes qu'ils peuvent rencontrer.

Il me semble que le plus important est de respecter les choix d'une personne et d'entendre sa demande sous-jacente. Même si l'on dit : « Docteur pouvez-vous me prescrire un antidépresseur ? », il y a sans doute plus à entendre : « J'ai besoin d'aide, je n'arrive pas à m'en sortir ». Bien sûr, il y a là une sérieuse question de formation. Un généraliste n'a bien sûr pas les moyens de gérer une telle demande, et là n'est pas sa tâche. Peut-être qu'une meilleure connaissance de la part des médecins sur les psychothérapies disponibles pourrait permettre une meilleure orientation des patients vers des structures ou des professionnels capables de les aider. De façon générale, il y a encore peut-être des choses à faire pour une meilleure information du public sur les psychothérapies qui existent, ainsi que pour favoriser une certaine dédramatisation de ce type de démarche. Aller voir un psy reste encore un peu tabou. C'est aussi une question politique. Une psychothérapie est encore difficilement accessible aux personnes ayant des ressources faibles, avec parfois de longues listes d'attente.

Et puis, selon certaines recherches récentes, il semble que les antidépresseurs soient utiles dans les cas plus graves de dépression, mais beaucoup moins efficaces pour des dépressions légères. Il est dit que pour des dépressions légères l'effet serait similaire à celui d'un placebo. Il n'est peut-être pas nécessaire dans ce cas d'infliger à un patient les effets secondaires de tels médicaments. D'un autre côté, si la personne est vraiment bien informée des effets secondaires des psychotropes prescrits et des doutes émis quant à leur efficacité, pourquoi pas. Car l'effet placebo est bien réel. Je pense que cela relève du libre arbitre de chacun. Le problème se situe davantage au niveau de l'autorité médicale et de la promotion tonitruante qui est faite autour de ces médicaments. Une sorte de pensée unique thérapeutique s'est peu à peu construite autour des antidépresseurs, et c'est ça qui est malsain. Les antidépresseurs aident peut-être à réduire les symptômes d'une dépression. Il reste à gérer les causes d'une dépression. C'est une autre histoire.

D'une manière générale, quelle est votre position concernant les excès de consommation d'antidépresseur dans notre pays ? Auriez-vous une explication à cela ?

Il y a d'abord la question de la consommation excessive de médicaments en France. On adore ça ! Un article du Guardian en Angleterre faisait remarquer que la bronchiolite n'existait pas outre-Manche, où qu'elle n'était pas reconnue et traitée comme une maladie spécifique. C'est intéressant. Une nouvelle fois c'est une question d'éducation des généralistes ou des psychiatres. A eux de ne pas céder à la pression des groupes pharmaceutiques et d'être mieux formés pour pouvoir soutenir et orienter leurs patients dans une approche plus globale, et pas seulement dans la réparation du mal-être physique et/ou psychique mais aussi dans la prévention, la promotion du bien-être. Hélas, ce ne sera pas une attitude facile à changer. Nous continuons de penser que des ordonnances bien remplies nous font guérir mieux.

Il me semble dommage de recourir de façon aussi excessive ou unique à des médicaments lorsqu'il s'agit de troubles psychiques. A mes yeux, cela revient parfois à demander à la souffrance de se taire, alors qu'il faudrait d'abord écouter ce qu'elle a à nous dire. »

la relaxation thérapeutique, un outil efficace contre la dépression.

A présent, développons brièvement les techniques de relaxation évoquées par la psychologue Amandine Vighi dans cet entretien. Certaines de ces techniques de relaxation ou de méditation, basées par exemple sur des exercices de respiration ou sur une mise en mouvement du corps, ont finalement le même objectif que les thérapies analytiques. Il s'agit de faire entrer le patient dans un état « régressif », préconscient, favorisant un état de « transe » propice à la libération de la parole.

Le « training autogène » de Schultz :

Dans le prolongement de l'œuvre de Freud, Schultz et certains de ses disciples ont utilisé la détente du corps pour favoriser la survenue d'images, de sensations et d'émotions en rapport avec la problématique inconsciente de la personne traitée. Cette technique de relaxation est généralement suivie par une élaboration verbale en face à face.

Pour Schultz, le training autogène est avant tout une forme d'entraînement à l'autohypnose, qui permet une réduction des tensions et du stress. Il présente un grand intérêt dans les maladies psychosomatiques, et en psychothérapie. Il peut également amener des patients à mieux gérer certaines angoisses, à travers la relaxation et la détente. La méthode de Schultz est une technique qui reste encore aujourd'hui largement utilisée par de nombreux psychiatres et psychothérapeutes, dans un but d'aide au contrôle de l'anxiété et du stress chez les patients présentant des troubles psychiques. Cette méthode se décompose en cinq phases : pesanteur, chaleur, organique, cœur et respiration. Chacune de ces phases doit être parfaitement acquise avant de passer à la suivante. Par exemple, la première semaine sera consacrée à plusieurs exercices quotidiens basés sur la sensation de lourdeur du corps. La semaine suivante, le patient travaillera sur la sensation de chaleur, et ainsi de suite.

Cette méthode se pratique en position allongée, les bras bien le long du corps, les mains à plat, jambes rapprochées, les pieds légèrement tournés vers l'extérieur. Chaque phase correspond à un nombre précis de séances requises avant de passer à la phase suivante. Voici quelques exemples d'exercices quotidiens pour chacune de ces phases.

Phase 1, exemple d'exercice : En partant de la tête jusqu'aux pieds, visualisez mentalement tous vos muscles en train de se détendre, visualisez l'impression de lourdeur, de pesanteur de la partie du corps sur laquelle vous vous concentrez.

Phase 2, exemple d'exercice : Toujours de la tête vers les pieds, visualisez mentalement une impression de chaleur douce et agréable, liée à l'augmentation de la circulation sanguine vasculaire dans la partie en cours.

Phase 3, exemple d'exercice : Concentrez-vous cette fois sur vos organes internes, estomac, intestin... Essayez d'étendre la sensation de chaleur, de détente à ceux-ci.

Phase 4, exemple d'exercice : Toujours par la visualisation, modifiez votre rythme cardiaque, votre cœur doit battre plus lentement que d'habitude.

Phase 5, exemple d'exercice : Ensuite, concentrez-vous sur votre respiration jusqu'a atteindre une respiration ample et la plus lente possible.

Selon la méthode originelle du docteur Schultz, il existe une sixième et dernière étape qui consisterait à refroidir le front et la tête. Cette étape doit être abordée avec prudence, car elle peut provoquer des migraines.

Normalement, une fois toutes les étapes franchies et les nombreux exercices bien assimilés, le niveau de relaxation peut être suffisamment important pour entamer une séance de méditation ou d'autohypnose. Il est possible que lors des premières séances, les patients peinent à atteindre l'état de relaxation désiré. Cette méthode a toutefois fait ses preuves auprès de nombreux patients souffrant de symptômes dépressifs, d'anxiété ou d'obsessions phobiques.

La méthode Sapir de « relaxation à induction variable » :

Michel Sapir et son école de relaxation « de sens analytique » utilisent le protocole du training autogène de Schultz, tout en le modifiant considérablement dans son esprit et quelques détails essentiels. Ce que l'on appelle aujourd'hui la méthode Sapir de relaxation « à induction variable » conserve donc certains éléments des travaux de Schultz, en particulier ce qui touche au poids du corps, à la sensation de chaleur, aux rythmes cardiaques et de respiration, qui sont autant de thèmes centraux du training autogène que nous venons d'évoquer.

Mais Michel Sapir y ajoute d'autres thèmes très significatifs, comme la peau (définie à la fois comme une limite et comme un lieu d'échange entre le dedans et le dehors), ou encore la surface ou le volume occupé par le corps du patient dans l'espace. Le patient peut également être amené à se concentrer sur les sensations perçues à l'intérieur ou à l'extérieur de son corps. La voix du thérapeute, son guidage, son intonation, ses suggestions et la précision de son toucher ont pour objectif de faire entrer le patient dans un état progressif proche de la transe ou de l'hypnose, ce qui est finalement la base de toute technique de relaxation.

Très bien, me direz-vous, mais quel rapport avec le traitement de la dépression ? En fait, contrairement à ce que l'on pourrait penser, les sensations associées à ces thèmes, et évoquées par les patients sont tout à fait révélatrices et permettent à certains d'entre eux d'entrer en contact avec leur subconscient de manière parfois spectaculaire. Comme la psychanalyse ou d'autres formes de psychothérapies, ce processus conduit peu à peu le patient à lâcher prise et à mettre en mots sa souffrance.

Après un temps de silence au cours duquel le patient est invité à laisser venir sensations, images et pensées, vient, pour lui, le temps de parole, de mise en mots de ce vécu corporel, des souvenirs ou des émotions qui ont pu en émerger. Cette seconde phase se rapproche davantage de la cure classique, où le thérapeute est à l'écoute et, par ses interventions et interprétations, permet un travail analytique. Le patient fait alors remonter des mécanismes inconscients profonds, des souvenirs enfouis et refoulés qui lui permettront peut-être de mieux se comprendre, et de mettre le doigt sur l'origine de son mal-être. Une fois verbalisée, cette douleur n'aura plus la même importance, et le patient pourra plus facilement prendre ses « distances » avec tel ou tel événement marquant qu'il vient de faire resurgir. Peu à peu, il pourra alors reprendre le contrôle de sa vie et de son esprit.

Cette articulation entre le corps et le psychisme se situe d'ailleurs dans la parfaite filiation de la psychanalyse telle que Freud lui-même la décrivait. Cette mise en jeu du corps dans un cadre analytique, l'intervention de l'analyste sur le corps du patient, le contact physique entre le patient et l'analyste pour permettre la mise en mots, la proposition de relaxation, toutes ces notions jalonnent l'histoire de la psychanalyse. Freud, en 1923, dans Le moi et le ça, précise : « Le moi est avant tout un moi corporel », et ajoute dans une note de 1927 : « Le moi est finalement dérivé de sensations corporelles, principalement de celles qui ont leur source dans la surface du corps. » (Freud, 1923)

Ferenczi, disciple de Freud, et lui-même pionnier de la psychanalyse, écrivait en 1926 : « J'ai appris qu'il est parfois utile de conseiller des exercices de détente et que ce mode de relaxation permet souvent de venir plus rapidement à bout des tensions psychiques et des résistances à l'association. » (Ferenczi, 1926)

Placé au cœur de la méthode de relaxation Sapir, il y a le « toucher ». Le thérapeute est en effet amené au cours des séances à établir un contact physique avec le patient. Au même titre que le guidage par la voix, ce contact physique varie selon la personnalité du patient et l'état d'avancement de la cure. Léger ou appuyé, bref ou prolongé, ce toucher peut se limiter à une partie du corps ou être beaucoup plus global, dessinant, par exemple, les contours du corps, ou enveloppant les deux épaules. Il peut également avoir une fonction « porteuse » ou de support du corps : mains glissées sous le dos et les jambes. Là encore, l'implication du thérapeute, sa compétence professionnelle et ses connaissances psycho-cliniques sont essentielles dans le bon déroulement de cette technique. Les séances peuvent également se pratiquer en groupe. Quand c'est le cas (moins de dix participants dans tous les cas), deux « relaxateurs » sont présents, un homme et une femme. Cette technique vise à une « régression » profonde du sujet, permettant un vécu analogue à celui du nourrisson. Le cadre défini est sécurisant pour le sujet, qui peut alors vivre cela comme un jeu, pas tout à fait « pour de vrai ». De plus en plus de psychiatres et de psychothérapeutes sont formés à la méthode Sapir, et reconnaissent ses effets thérapeutiques en matière de dépression.

« La rééducation psychotonique » de Julian de Ajuriaguerra.

Cette technique de relaxation thérapeutique s'adresse une fois encore à tous ceux qui ne parviennent pas à exprimer leur souffrance par la parole. Elle s'inspire en de nombreux points de la méthode de Shultz, et s'apparente également à la méthode Sapir. A cette différence près qu'Ajuriaguerra n'appuie pas son travail de relaxation sur un guidage par la voix, ou par la suggestion. Le toucher du thérapeute, en particulier des membres et des extrémités du corps du patient, garde ici une fonction centrale dans ce type de thérapie. L'objectif est de permettre au patient de gérer de manière autonome ses sensations corporelles, subjectives, en les confrontant avec le regard objectif du thérapeute. Cette technique offre des effets thérapeutiques similaires à la méthode Sapir, et favorise à terme la libération progressive de la parole du patient. Par l'expression de ses sensations brutes, le patient va peu à peu entrer dans un stade régressif (tout comme dans la méthode Sapir) et ainsi parvenir plus aisément à poser des mots sur sa souffrance. Une fois ce stade franchi, l'effet libératoire des mots se met en place, favorisant l'apparition d'un sentiment de bien-être du patient.

Il existe bien d'autres techniques de relaxation thérapeutique, et bien d'autres types de thérapies à médiation corporelle. Nous encourageons vivement nos lecteurs à se renseigner sur ces diverses techniques auprès de leur thérapeute ou de leur médecin, qui pourront peut-être leur conseiller celle qui leur sera la mieux adaptée.

Hélas, il faut bien admettre que toutes ces méthodes de relaxation restent encore bien marginales dans « l'offre » thérapeutique française. Et c'est bien dommage. Car la pauvreté de cette offre thérapeutique limite très vite le choix du patient à deux, voire trois options possibles : se voir prescrire des médicaments qui ne peuvent régler le problème de fond, débuter une psychanalyse qui ne convient pas à tout le monde, ou se tourner vers les TCC (thérapies comportementales et cognitives), qui ne s'attaquent qu'aux symptômes et ne sont pas toujours adaptées au traitement de la dépression.

En laissant de côté cette articulation corps-esprit, et les bénéfices indéniables qu'apportent les techniques de relaxation thérapeutique que l'on vient de mentionner, on passe sans doute à côté de toute une palette de soins qui pourrait être d'un grand secours à de nombreux patients pour lesquels ces trois options ne sont pas adaptées. Le choix d'une thérapie est tellement personnel, tellement lié au vécu de chaque individu, qu'une plus grande offre de soins, ou une meilleure information du public sur le panel thérapeutique permettrait à chacun de trouver la thérapie qui lui convient. Heureusement, on assiste ces dernières années à une démocratisation progressive de ces nouvelles thérapies, les choses bougent, évoluent, les idées préconçues tendent enfin à être bousculées. Pourvu que ça dure !

Rappelons également que nos lecteurs peuvent tirer un véritable bénéfice thérapeutique de la relaxation, sans forcément envisager un intérêt psychanalytique. Certaines techniques de relaxation, comme le yoga ou la sophrologie, ont d'autres vertus qui se suffisent à elles-mêmes, et peuvent aider au quotidien les personnes souffrant de dépression. Les techniques que nous venons de citer ne permettront sans doute pas aux sujets dépressifs de trouver les origines de leur souffrance, mais peuvent permettre d'en atténuer l'intensité au quotidien.

Quels sont les intérêts de la relaxation en tant que telle ?

D'abord, il s'agit de préciser ce qu'est la relaxation. Pour beaucoup, se relaxer pourrait se résumer à s'affaler dans un canapé moelleux avec un bon bouquin, ou à s'autoriser une petite sieste sur la plage une après-midi d'été. Pourtant, la relaxation c'est bien plus que cela. Il s'agit en réalité d'être à la fois dans une posture de passivité, affranchi de toutes tensions inutiles ou perturbatrices, tout en adoptant une attitude attentive, éveillée, en se concentrant sur un stimulus bien déterminé. Ce stimulus peut être une sensation corporelle précise, la respiration, un son extérieur, une image mentale, un objet, etc. Le choix de ce stimulus différera selon la méthode de relaxation employée : sophrologie, yoga, training autogène, relaxation progressive... L'objectif étant multiple : diminuer le niveau de tension musculaire, obtenir un sentiment d'apaisement psychologique, tout en maintenant l'esprit en éveil.

Quels sont les apports principaux de la relaxation ?

Mieux gérer ses réactions émotionnelles : apprendre à bien se relaxer permet une meilleure régulation des émotions et des impulsions. Cet apprentissage est utile pour diminuer le trac et d'autres réactions émotionnelles qui perturbent le déroulement optimal du quotidien. En devenant capable de diminuer la tension psychique et mentale dans une situation stressante, on parvient à mieux adopter une démarche de résolution de problème et l'on est psychologiquement plus efficace.

Apaiser l'anxiété et le stress : une relaxation régulière et appliquée permet de diminuer les excès de tensions musculaires et psychiques chez les personnes sujettes à des montées d'angoisse ou de stress.

S'aménager des périodes de repos physique et mental récupératrices : les séances de relaxation plus ou moins longues (10 à 30 mn), ainsi que des phases de « mini-relaxation » au cours de la journée (quelques minutes plusieurs fois par jour), permettent de récupérer rapidement de l'énergie.

Faciliter un sommeil réparateur : des exercices de relaxation réguliers permettent en effet de trouver un meilleur équilibre du sommeil. L'endormissement devient plus rapide et plus aisé, le sommeil plus profond et plus réparateur. Il s'agit là d'une aide non négligeable pour les personnes souffrant de dépression, et dont l'insomnie (ou l'hypersomnie d'ailleurs) est souvent problématique.

L'approche comportementale et cognitive.

Cette approche résulte, comme son nom l'indique, de la rencontre entre les thérapies comportementales, et les thérapies cognitivistes. Les premières visent à modifier ou à corriger le conditionnement, l'action des patients (donc leur « comportement »), tandis que les secondes concentrent leurs effets sur les capacités cognitives des patients, c'est-à-dire leur mode de pensée.

Les thérapies comportementales et cognitives (TCC) se distinguent très nettement de tous les courants thérapeutiques que nous venons d'évoquer. En effet, le principal objectif des TCC n'est à aucun moment de faire émerger des émotions ou des souvenirs refoulés. La recherche de l'origine enfouie du mal-être d'un patient n'est pas la préoccupation de ce type de thérapie, qui ne s'intéresse ni à l'histoire ni à l'enfance du patient. En réalité, les TCC ne s'intéressent qu'à la partie visible de l'iceberg, celle qui émerge aujourd'hui, ici et maintenant, et qui bien souvent handicape le sujet au quotidien, génère en lui de la souffrance et l'empêche de mener une vie normale. En d'autres termes, nous dirons que les TCC ne s'attaquent pas directement aux causes, aux racines de la souffrance, mais plutôt à la souffrance elle-même, aux symptômes du mal. Il s'agit avant tout d'une thérapie correctrice et « symptomatique », dont le fonctionnement s'apparente finalement beaucoup aux antidépresseurs.

Au même titre que les médicaments, ces thérapies peuvent aider le sujet dépressif à affronter sa vie au jour le jour, à atténuer les symptômes de la dépression, mais peuvent-elles réellement le mener sur la voie de la guérison ? Rien n'est moins sûr. Si l'on ne permet pas au sujet d'entrevoir les causes profondes de sa souffrance, il y a fort à parier que celle-ci, même atténuée, même apaisée, finira un jour ou l'autre par resurgir sous une autre forme, parfois de manière encore plus violente. Tentons cette comparaison : imaginez que lors d'une mauvaise chute, vous vous fracturez le poignet. La fracture vous fait souffrir, mais elle semble assez bénigne. Vous parvenez donc à vous faire prescrire des antidouleurs par votre médecin traitant, et décidez de ne pas faire de radio ni d'examens complémentaires, que vous jugez trop longs, trop couteux, trop compliqués. Grâce aux antidouleurs, vous continuez à utiliser votre poignet dans les diverses tâches du quotidien, sans que cela vous fasse souffrir. Pourtant, un jour, vous arrivez à la fin de la boite. Que se passe-t-il alors ? La souffrance revient, bien plus forte et bien plus tenace qu'au premier jour. Ivre de douleur, vous vous précipitez à l'hôpital, et, après vérification radio, les médecins vous informent que votre fracture a pris une mauvaise tournure, et qu'elle sera difficilement réparable.

Les TCC, tout comme les antidépresseurs, sont un peu les « antidouleurs » de la dépression. Nous ne mettons pas en doute leur efficacité dans ce domaine, bien au contraire. Mais si elles s'avèrent utiles et rapidement efficaces pour reprendre le dessus au quotidien, elles ne sont qu'un premier pas, qu'un accompagnement vers un traitement de fond. Enfin, un autre bémol est à considérer lorsqu'on évoque cette approche thérapeutique. De nombreux psychiatres soulignent en effet le fait que cette approche s'accompagne très souvent d'un traitement médicamenteux. Or, pour celles et ceux qui souhaitent entreprendre une thérapie dans le but de s'affranchir des antidépresseurs, ce n'est peut-être pas la meilleure option.

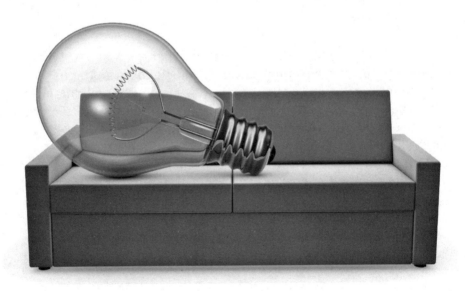

En modifiant nos croyances, en transformant positivement nos pensées et opinions négatives (et souvent erronées) que l'on a sur nous-mêmes et sur notre entourage, ce courant thérapeutique affecte nos habitudes les plus tenaces. C'est un travail sur le visible, le quantifiable : après avoir défini un objectif précis de réussite avec le patient, et en un nombre limité de séances, le thérapeute cognitiviste guide le patient vers cet objectif, lui apprend à chasser les pensées négatives qui sont autant de barrières dans l'épanouissement personnel du patient et dans sa capacité à vivre l'instant présent. Cet objectif peut être, par exemple de mener le patient sur la voie de la réadaptation sociale : en six mois, ce patient dépressif devra être à nouveau capable de sortir dans la rue, de s'exprimer en public, d'entreprendre les démarches pour trouver un emploi ou un logement, etc. Les résultats, contrairement aux thérapies analytiques, deviennent palpables, quantifiables, mesurables. C'est d'ailleurs une des raisons du très grand succès contemporain de ce type de thérapie. Dans un monde où chaque minute compte, ou chacun doit être constamment au maximum de ses capacités, ces thérapies correctrices apportent les résultats escomptés.

D'origine anglo-saxonne, ce courant thérapeutique est avant tout basé sur le pragmatisme : le patient doit redevenir opérationnel, le plus vite possible. En surface tout du moins. Ce type de thérapie s'adresse avant tout à ceux qui ne souhaitent pas entrer dans une trop grande introspection, qui ne veulent pas remuer leur passé ou qui redoutent ce qu'ils pourraient y trouver. Les TCC s'adressent également à ceux dont les croyances, les valeurs, ne permettent pas de croire aux apports des thérapies analytiques, aux liens entre l'enfance, les évènements passés, et leur histoire présente. Encore une fois, le choix d'une thérapie se fait en fonction de la culture, des croyances et des valeurs de chacun, qui doivent être respectées.

Ensuite, cette approche comportementale et cognitive peut donner de très bons résultats chez des personnes dont la souffrance morale est légère, et qui souhaitent redevenir fonctionnelles le plus rapidement possible, sans pour autant se perdre dans une cure psychanalytique dont ils n'attendent pas grand-chose.

Enfin, cette approche peut également être considérée comme un premier palier, une première étape vers une psychothérapie plus profonde. Parmi les caractéristiques majeures des états dépressifs, on retrouve l'isolement et l'incapacité à agir. Or, lorsque l'on a déjà du mal à sortir de chez soi ou à parler à sa famille, entreprendre une thérapie de type analytique, de groupe, ou à médiation corporelle, peut vite devenir un obstacle insurmontable ! Avec l'approche cognitiviste, on sait exactement ce dans quoi on s'engage : nombre de séances prédéfini, objectifs précis de réussite, aucun besoin de parler de son passé, dialogue constant avec le thérapeute... Partant du principe que les pensées négatives génèrent un comportement d'échec, et entretiennent le patient dans sa dépression, cette approche met l'accent sur la capacité de réussite du sujet. Ces réussites, même minimes, sont positives dans la mesure où elles renforcent le sentiment de satisfaction personnelle, d'appréciation et d'estime de soi. Le sujet reprend peu à peu confiance en lui et retrouve sa capacité à agir. Cette approche peut donc permettre à ces patients, dans un premier temps, de reprendre confiance en eux, de maitriser à nouveau leur vie quotidienne, et à terme, pourquoi pas, d'entreprendre une psychothérapie plus profonde avec d'avantage de facilité.

Il ne s'agit pas de tomber dans un discours simpliste qui consisterait à dire que telle thérapie fait des merveilles tandis que telle autre est inefficace ou superficielle. Cela dépend encore une fois des individus et de ce qu'ils attendent d'une psychothérapie, car chacune d'elles a une fonction qui lui est propre.

Comment se déroulent les séances en thérapie comportementale et cognitive ? Généralement, les séances durent environ 45 minutes, à raison d'une séance par semaine. Cette approche se veut brève, le traitement s'étalera donc sur 3 à 6 mois maximum. Au-delà, les thérapeutes cognitivistes considèrent que le sujet émet une résistance au traitement, et qu'il devrait alors engager une thérapie analytique.

La première séance est consacrée à l'écoute libre des problèmes du patient, tels qu'il les énonce au thérapeute. Dans le traitement de la dépression, le thérapeute aura besoin d'au moins une autre séance pour comprendre et cerner les pensées et comportements du patient lors des multiples situations de la vie quotidienne. Quels sont les moments de la journée qui génèrent en lui le plus d'angoisse ou de mal-être ? Quelles sont ses pensées lorsqu'il tente de trouver le sommeil ? Mange-t-il avec appétit ? Le thérapeute peut demander au patient de raconter sa journée du lever au coucher, etc.

A partir de la troisième ou quatrième séance, thérapeute et patient mettent au point ensemble une sorte de « contrat » précis des actions à accomplir, à réussir. Ce contrat s'accompagne d'un calendrier, précis lui aussi, définissant dans le temps les objectifs progressifs à atteindre. Ces objectifs et ce calendrier doivent faire l'objet d'un accord clair et volontaire entre le patient et le thérapeute, c'est là un principe essentiel de ce genre d'approche. Si les objectifs semblent trop inaccessibles au patient, il sera préférable d'aller moins vite, ou de revoir les objectifs à la baisse. L'important, rappelons-le, est de réussir et d'atteindre l'objectif fixé, sans quoi la thérapie n'aura aucun effet. Dans ce type d'approche, le thérapeute est en dialogue constant avec le patient : il pose des questions, fait des remarques, conseille et fait sans cesse référence au « contrat » passé. Il répondra également aux questions du patient et tentera de lui apporter tous les éclaircissements qui pourraient l'aider à mieux comprendre son trouble et à trouver des solutions pour en sortir. Patient et thérapeute discutent à chaque séance des difficultés à effectuer les tâches prescrites, et les réajustent si besoin. Ici, contrairement à d'autres thérapies, l'objectif n'est pas de placer le patient dans un état différent, ou de faire appel à son subconscient. On ne s'adresse justement qu'à ce qui est conscient, au pouvoir de discernement, de raisonnement du patient.

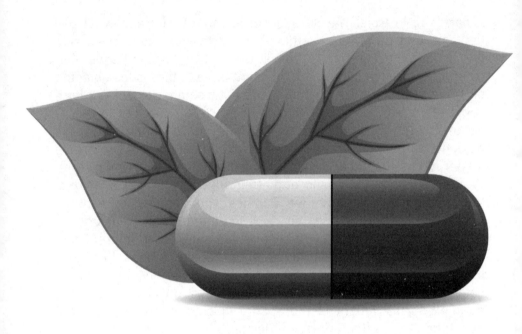

Quand la nutrition soigne notre esprit

Les alternatives naturelles au médicament existent bel et bien. Le principe d'action des antidépresseurs, comme nous l'avons exposé tout au long de ce livre, est avant tout chimique. Les antidépresseurs augmentent de manière artificielle la sécrétion de neurotransmetteurs indispensables à la régulation de l'humeur, à l'équilibre psychique, et donc au bien-être. Dans ce chapitre, notre objectif est de proposer à nos lecteurs des alternatives, ou plutôt des équivalents naturels au médicament, qui résultent du même mode de fonctionnement chimique que les antidépresseurs. Pour autant, ces équivalents naturels s'adressent avant tout aux individus victimes de baisse d'énergie morale, de déprime passagère ou saisonnière, ou à ceux dont l'état dépressif est d'une intensité légère ou modérée. Il n'est pas question de dire à nos lecteurs les plus gravement touchés par la dépression : « Abandonnez votre traitement antidépresseur et mangez ceci ou cela, vous vous sentirez mieux. » Non ! Surtout pas. Comme nous l'avons expliqué à maintes reprises, les antidépresseurs peuvent se révéler utiles dans les cas de dépression les plus sévères, à condition qu'ils s'accompagnent d'une psychothérapie. Mais combien d'entre nous ont déjà été victimes de « coups de blues », de petite déprime hivernale, de passages à vide ou de souffrance psychique légère ? Ces états, s'ils ne sont pas gravissimes, sont toutefois très perturbants et peuvent nous handicaper dans notre vie quotidienne. Pourtant, ils ne nécessitent pas de recourir à un traitement antidépresseur lourd en effets secondaires, ou d'entreprendre forcément une psychothérapie. Cette souffrance psychique, légère et diffuse, est finalement bien normale, elle fait partie des aléas de la vie. Le problème est qu'aujourd'hui, nous avons une fâcheuse tendance à nous tourner vers la médecine et les médicaments psychotropes de manière bien excessive et injustifiée. Cette surmédicalisation de la société est bien réelle.

Ce que nous souhaitons affirmer dans ce chapitre, c'est qu'il existe d'autres moyens que le médicament pour vaincre ces passages difficiles, et que ces moyens sont présents et accessibles tout autour de nous, puisqu'ils sont bien souvent d'une grande simplicité. C'est le cas du sport, notamment, que nous avons évoqué quelques pages plus haut. C'est également le cas de l'alimentation. L'information du public dans ce domaine est très largement insuffisante, et on ne peut que le regretter. En effet, bon nombre d'aliments regorgent d'acides aminés, d'oméga 3 et autres vitamines qui permettent une meilleure régulation des messagers chimiques dans notre cerveau, et donc un meilleur équilibre psychique. Cette approche thérapeutique par la nutrition est avant tout préventive. Néanmoins, de mauvaises habitudes alimentaires, des carences en tel ou tel nutriment, peuvent avoir des conséquences directes sur notre état psychique. Certains thérapeutes conseillent d'ailleurs à leurs patients, en plus de la psychothérapie entreprise, de consulter un nutritionniste ou de revoir leur hygiène alimentaire. Bien entendu, les effets ne peuvent être comparables à une psychothérapie. Si la dépression relève d'un problème de fond, enfoui au plus profond d'un individu, dans son passé ou son enfance, l'alimentation ne permettra pas de toucher du doigt ce problème. Mais les antidépresseurs non plus ! La nutrition est davantage à considérer sur le plan neurobiologique, tout comme les médicaments. Là où les antidépresseurs permettront de rééquilibrer le système hormonal de manière artificielle, une meilleure alimentation, ou les substances présentes dans certaines plantes pourront jouer le même rôle de façon naturelle, sans être assorties de toute une cohorte d'effets secondaires ou indésirables particulièrement gênants.

Quelques conseils nutritionnels pour un bon équilibre psychique

Une alimentation équilibrée contribue indéniablement à une bonne santé mentale. Mieux encore, adopter de meilleures habitudes alimentaires pourrait jouer un grand rôle dans la prévention de la dépression. Il s'agit là des conclusions tout à fait sérieuses d'une équipe de chercheurs australiens de l'université de Sydney. Cette étude a su notamment mettre en évidence les effets thérapeutiques des Oméga-3, de l'acide folique (vitamine B9), des vitamines B6 et B12, ainsi que du tryptophane, un acide aminé. La sérotonine serait en effet, si l'on en croit cette étude, le neurotransmetteur le plus sensible à l'alimentation. Or, vous n'êtes pas sans savoir que la sérotonine est directement impliquée dans la régulation du cycle du sommeil ainsi que dans celle de l'humeur. L'augmentation du taux de sérotonine est d'ailleurs le mode d'action de la plupart des antidépresseurs. Ce que nous démontre cette étude, c'est qu'un taux équilibré de sérotonine peut également être obtenu par le biais d'une meilleure alimentation. Dans ce domaine, ce sont d'ailleurs les Oméga-3 qui semblent sans conteste les plus prometteurs pour atténuer les symptômes de la dépression. Nous avons donc choisi d'y consacrer un chapitre spécifique que vous pourrez découvrir plus loin.

Avant de soumettre à nos lecteurs certains rappels et considérations nutritionnels élémentaires, voici quelques morceaux choisis d'un entretien particulièrement intéressant accordé par le Dr Olivier Coudron au site internet Le Journal Santé. Olivier Coudron est médecin généraliste, et vice-président de l'institut européen de diététique et de micronutrition de Caen. Il nous explique toute l'importance de l'alimentation pour notre santé mentale.

« LJS.com : Vous menez des recherches sur le stress et les moyens de le traiter grâce à la micronutrition... ce qui veut dire que l'alimentation intervient ?

O.C. : Oui, les aliments que nous mangeons ne fournissent pas uniquement de l'énergie au corps ! Ils apportent également tous les nutriments nécessaires au bon fonctionnement de tous les phénomènes qui régissent notre organisme. Les processus de régulation du stress font intervenir de nombreux facteurs nutritionnels et en particulier les acides aminés qui sont les éléments de base des protéines que nous mangeons. Certains sont nécessaires à la synthèse de nombreux médiateurs chimiques du cerveau, ces substances qui permettent aux neurones de transmettre correctement leurs messages.

Quel est le rôle des acides aminés précisément ?

Ils sont tout simplement les précurseurs des médiateurs

chimiques. Par exemple, si le sang n'apporte pas assez de tryptophane aux cellules du cerveau, la synthèse de la sérotonine, un messager chimique du cerveau, ne sera pas réalisée correctement. Et les personnes qui manquent de sérotonine souffrent de troubles de l'humeur, sont agressives, hyperactives ou même dépressives puisque le manque de sérotonine est directement lié à certaines dépressions. Un autre acide aminé, la tyrosine, intervient dans la synthèse de la dopamine, un messager chimique qui joue un rôle dans la motivation, la bonne humeur.

Recommandez-vous aux personnes qui ont tendance à être déprimées, un régime alimentaire spécifique susceptible de les aider ?

Bien sûr ! On sait que, pour des raisons de rythme biologiques, les troubles de la sérotonine apparaissent plutôt dans l'après-midi et en soirée. Pour maintenir un bon niveau de sérotonine dans le cerveau, il est donc préférable de consommer des protéines le matin et à midi pour faire le plein de protéines pour la journée. Ensuite, il faut prendre un goûter sucré (des fruits par exemple) pour éviter les coups de pompe puis manger des céréales complètes le soir, ces glucides qui assurent un apport stable à long terme. Ainsi, le stock de tryptophane peut monter graduellement au fil de la journée, sans que le passage d'autres protéines ne lui barre la route. Un spécialiste américain de la question, le Dr Richard Wurtman, a également montré que seul le poisson a une composition en acides aminés qui ne contrarie pas le passage du tryptophane dans le cerveau.

Pour bon nombre de médecins et de nutritionnistes, le débat est donc entendu : certains aliments sont à privilégier pour leurs vertus antidépressives et apaisantes, tandis que d'autres sont plutôt contre-indiquées aux états de déprime et de vague à l'âme.

Quelques conseils clairs et concrets pour un meilleur équilibre psychique :

Avant tout, en cas d'abattement psychique ou d'apparition de symptômes dépressifs, le bon réflexe nutritionnel est de bannir de votre assiette tous les aliments considérés comme « lourds » à digérer. Représentant une surcharge pour le foie, leur digestion sollicite énormément d'énergie, énergie qui devrait être économisée par l'organisme pour mieux gérer le quotidien et résoudre le problème dépressif. L'abus de graisses en tout genre est donc à proscrire, et particulièrement celles dites « insaturées », présentes en grande quantité dans l'alcool, les charcuteries, et autres pâtisseries industrielles. Nous conseillons également à nos lecteurs d'éviter les fromages gras ou fermentés, et de limiter considérablement les sucreries. Les baisses de moral peuvent en effet être dues à une surcharge de toxines dans l'organisme. Alléger vos repas est donc une première étape vers un bon équilibre psychique. Attention toutefois aux régimes trop exigeants ou sévères. Certaines techniques visant à faire perdre du poids sont pour le moins fantaisistes et risquent d'engendrer de graves carences alimentaires et d'avoir des conséquences directes sur votre humeur. Bannir totalement les graisses des repas n'est pas une attitude à adopter. Un apport modéré en graisses est essentiel au bon fonctionnement psychique et hormonal, dans la mesure où ces graisses entrent dans la composition des cellules cérébrales.

Les aliments à privilégier en cas de déprime sont tous les aliments riches en hydrates de carbone, en sélénium et en acide folique, en raison de leur action sur la sécrétion de sérotonine par le cerveau. Ainsi, les pâtes, le pain et les céréales (à condition d'être complètes et non raffinées) sont riches en hydrates de carbone, tandis que les légumes verts à feuilles et les légumineuses (haricots, fèves, pois, pois chiche, lentilles...) contiennent du sélénium en abondance. Enfin, ne lésinez plus devant un bon plateau de fruits de mer, car ils regorgent d'acide folique, au même titre que les graines et les noix !

Tous les aliments contenant un apport en vitamine B6 sont également à privilégier. Il faut savoir en effet que cette vitamine est essentielle, d'autant plus que l'organisme ne sait pas la fabriquer et ne peut la stocker. Il faut donc en consommer le plus régulièrement possible. Cette vitamine intervient également dans la production de sérotonine, dans la mesure où elle aide à transformer le tryptophane présent dans certains aliments en sérotonine. On trouve cette vitamine dans diverses volailles rôties, comme le dindon, ou dans une moindre mesure, le poulet (chair seulement). Certains poissons, comme le thon à nageoires jaunes et la bonite (cuits au four), la morue de l'Atlantique, ou le saumon de l'Atlantique (grillé ou poché), en contiennent de bonnes quantités. Pour les végétariens, vous pourrez trouver des quantités raisonnables de vitamines B6 en faisant cuire au four des pommes de terre (mangées avec la peau), ou en dégustant des pois chiches en conserve, des pistaches, ou des bananes. La levure de bière est également riche en vitamine B6. Signalons au passage que certains antidépresseurs (de type IMAO) empêchent l'assimilation de vitamine B6 par l'organisme.

Autre nutriment qui entre dans le processus d'élaboration de la sérotonine : le fer. Privilégiez donc les aliments riches en fer : boudin noir, foie de porc, d'agneau ou de bœuf en contiennent de grandes quantités. Les fèves, pois chiches, et lentilles permettent un également un apport non négligeable en fer. Le magnésium, associé à la vitamine B6 que nous venons d'évoquer, favorise lui aussi la sécrétion de sérotonine. Pourtant, la majorité des adultes ne consomment pas assez de magnésium. Les principales sources de magnésium sont les suivantes : légumes verts, céréales complètes, fruits secs oléagineux (noix, noisettes, amandes), légumes secs (haricots blancs, pois cassés, lentilles), sans oublier le chocolat ainsi que certaines eaux minérales. De plus, le magnésium est un nutriment essentiel dans la régulation du stress et de l'anxiété.

Le tryptophane est également une substance essentielle à notre santé mentale et à notre bien-être. Il favorise lui aussi, et de façon encore plus directe, la sécrétion de sérotonine par notre cerveau. Derrière ce nom quelque peu barbare se cache en réalité un acide aminé qui, combiné à la vitamine B6, est transformé par l'organisme en sérotonine. On trouve notamment cet acide aminé dans les légumineuses, la levure de bière, les lentilles, différentes volailles, le poisson, l'orge, le sarrasin, le froment complet et d'autres céréales, encore une fois toujours complètes et jamais raffinées.

Trois graines sont particulièrement riches en tryptophane et peuvent être consommées comme coupe-faim, pour les goûters ou encore introduites dans les recettes de chaque jour :

- Les lupins contiennent 314 mg de tryptophane pour 100 g de produit. Il est possible de les consommer à volonté, à tout moment de la journée, car ils ne sont pas particulièrement caloriques, surtout au goûter et en cas de fringale en milieu de matinée. Ils sont aussi excellents pendant tous les mois de l'hiver.

- Les cacahuètes contiennent beaucoup de calories, et il vaut mieux en limiter la consommation quotidienne ; il est préférable de les manger surtout le soir, après le dîner, et en faire une cure d'une durée d'au moins 15 jours. Elles contiennent environ 305 mg de tryptophane pour 100 g de produit.

- Les noix de cajou affichent 378 mg de tryptophane pour 100 g. Dans ce cas, aussi, il est conseillé d'en faire une cure pour un minimum de 15 jours pendant l'hiver, en prenant entre 30 et 60 g de noix par jour ; leur efficacité sera majeure si elles sont consommées entre 18 et 22 heures.

On peut par exemple, le matin au petit déjeuner, ajouter du miel aux graines dont nous venons de parler. Broyées et mélangées avec le miel, ces graines fournissent une crème particulièrement bonne à tartiner sur des tranches de pain grillé ou des biscottes.

La tyrosine est un autre acide aminé qui favorise quant à lui la sécrétion de dopamine, neurotransmetteur impliqué dans la motivation et la bonne humeur. Un taux anormalement bas de dopamine, tout comme la sérotonine, peut être à l'origine de l'apparition de symptômes dépressifs. Pour un bon apport en tyrosine, et donc en dopamine, nous vous recommandons de déguster asperges, avocats, carottes, épinards, soja, ainsi que la salade verte et les pommes.

Enfin, nous ne recommanderons jamais assez à nos lecteurs la consommation de fruits en tous genres. Ils contiennent pour la plupart tous les sels minéraux et toutes les vitamines dont notre système nerveux a besoin. Excellents pour l'humeur, les pruneaux sont par exemple riches en toutes substances (sels minéraux, phosphates et ferments) et permettent une bonne oxygénation cérébrale. L'avocat est également un fruit complet très riche en vitamines, minéraux et oligo-éléments.

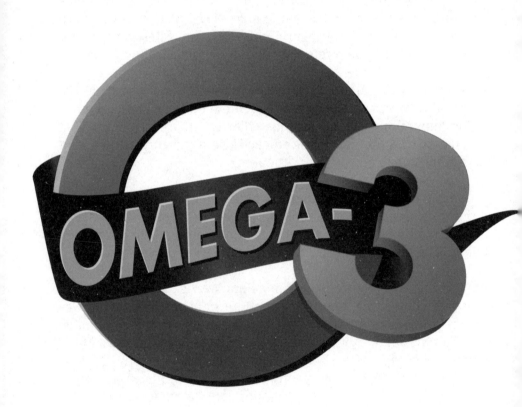

Une nouvelle arme naturelle contre la dépression : les Oméga-3.

Nul ne peut ignorer aujourd'hui la formidable popularité des Oméga-3. Désignés comme un remède efficace à toujours plus de maux, ces molécules ont bénéficié ces dernières années d'une promotion sans précédent, particulièrement dans le domaine cardio-vasculaire et celui de la santé mentale. Devant tant de louanges, nous pourrions être autorisés à douter du bien-fondé de ce consensus qui fait aujourd'hui des Oméga-3 le nutriment indispensable à notre bonne santé, qu'elle soit physique ou mentale. Hélas pour les sceptiques, les vertus de ces molécules ont été récemment démontrées et étayées par toute une palette d'études scientifiques tout à fait sérieuses, provenant d'équipes de chercheurs disséminées à travers le monde. Un corpus d'études relativement riche et fouillé a notamment su démontrer ces dernières années les apports irréfutables des Oméga-3 en matière de traitement des épisodes dépressifs. Qu'il s'agisse de troubles bipolaires ou de dépression de type unipolaire (la plus répandue), de syndrome post-partum (le « baby blues ») ou de syndrome dépressif chez l'enfant, il a été démontré que les Oméga-3 ont un effet positif sur les patients atteints par chacun de ces troubles.

Néanmoins, il convient d'expliquer à nos lecteurs comment consommer ces molécules, et de les mettre en garde contre les « marchands du temple », toujours plus nombreux, qui vantent les mérites de leurs produits estampillés « Oméga-3 », comme certaines huiles et autres margarines, sans préciser que ces Oméga-3 là ne sont pas à proprement parler les mêmes que ceux qui ont une véritable efficacité thérapeutique. Il existe en effet différents acides gras de type Oméga, et à fortiori différents types d'Oméga-3, qu'il convient de ne pas confondre. Nous y reviendrons. En premier lieu, tentons de présenter à nos lecteurs le « mode opératoire » de ces molécules sur notre organisme, en prenant appui sur les récentes recherches et les résultats édifiants qui en ont découlé.

Les Oméga-3, acides gras polyinsaturés, sont des précurseurs d'autres molécules, les neurotransmetteurs, qui jouent un rôle essentiel de messagers dans notre organisme. Ces acides gras interviennent également dans la composition de membranes cellulaires saines. Les deux principaux composants actifs des Oméga-3 sont l'EPA (acide eicosapentaénoïque) et le DHA (acide docosahexaénoïque). Ces deux acides gras ne sont présents que dans les Oméga-3 dits « à longues chaînes », en opposition aux Oméga-3 « à courtes chaînes » qui ne présentent qu'un intérêt fort limité (voire nul) pour la santé. L'EPA et le DHA agissent sur la fluidité des membranes cérébrales, permettant une meilleure diffusion des différents neurotransmetteurs impliqués dans le bien-être, la motivation, la confiance en soi et la bonne humeur. Sérotonine et endorphine circulent ainsi plus facilement et à un taux plus élevé dans l'organisme. Ce qu'il faut bien comprendre ici, c'est que les cellules de notre cerveau renouvellent leurs constituants à partir de ce que nous mangeons. Or, il est intéressant de rappeler que les deux tiers de notre cerveau sont constitués d'acides gras, formant la base des membranes de nos cellules nerveuses ! Fort de ce constat, de nombreux chercheurs sont arrivés à cette conclusion plutôt édifiante : si notre nourriture contient trop d'acide gras « saturés », comme le beurre ou diverses graisses animales, les cellules du cerveau deviennent plutôt « rigides ». En revanche, si nous apportons à notre organisme des acides gras « polyinsaturés », comme les Oméga-3, les membranes qui entourent nos cellules cérébrales seront plus souples, et la communication entre ces dernières sera plus stable. Lorsque par exemple certains chercheurs ont supprimé les Oméga-3 de l'alimentation des rats de laboratoires, ils ont constaté que ces rats devenaient particulièrement anxieux, n'apprenaient presque plus, avaient tendance à paniquer et ne manifestaient plus aucun plaisir. Tout cela est finalement assez logique, dans la mesure où un apport en Oméga-3 « à longues chaines » stimule la production des neurotransmetteurs impliqués dans l'humeur, l'équilibre hormonal et la motivation.

Il semblerait toutefois, selon certaines études, que cette action thérapeutique n'est rendue possible que par un apport équilibré en DHA et en EPA. En effet, un apport exclusif de DHA au détriment de l'EPA (ou l'inverse) créerait des déséquilibres qui ne sont pas bénéfiques pour l'organisme. Ainsi, seuls les poissons gras vivant en eaux froides offrent la garantie d'un apport équilibré de ces deux acides gras. C'est le cas notamment du saumon (sauvage), du hareng, du maquereau, du rouget, des anchois et des sardines. Le thon est également assez riche en Oméga-3, mais il semblerait que ce poisson contienne une concentration assez forte en métaux lourds et en polluants, qui se fixent justement dans les graisses de l'animal. Préférez donc, pour un apport naturel et sain en Oméga-3, les poissons cités plus haut. Rappelons également que les poissons que nous venons d'évoquer ne fabriquent pas eux-mêmes ces Oméga-3, mais les assimilent à partir de leur nourriture, composée principalement d'algues, très fortement concentrées en DHA. C'est pourquoi les poissons d'élevage contiennent naturellement bien moins d'Oméga-3 que les poissons pêchés en pleine mer.

Une carence très occidentale.

Comme nous l'avons évoqué dans la première partie de cet ouvrage, c'est avant tout en occident que la dépression et ses symptômes ont explosé ces dernières décennies. L'Europe est l'Amérique du Nord semblent particulièrement touchées par ce phénomène. Si bien que certains chercheurs n'hésitent plus aujourd'hui à entrevoir un lien très clair entre les dérives de nos habitudes alimentaires et le développement effréné des cas de dépression. Bien que nous ne partagions pas le point de vue de certains d'entre eux, qui voient dans notre mode de nutrition occidentale la cause unique du problème dépressif, il apparaît toutefois clairement que notre façon de nous nourrir et de produire la nourriture a considérablement changé depuis une cinquantaine d'années, et qu'elle participe certainement à un appauvrissement nutritionnel tel qu'il exerce un impact négatif indéniable sur notre santé mentale. En clair, l'intensification de l'alimentation industrielle, de l'agriculture et de l'élevage depuis la Seconde Guerre mondiale a engendré dans notre alimentation un dangereux déséquilibre entre Oméga-3 et Oméga-6 (présents en abondance dans la viande et les huiles végétales). L'AFSSAPS recommande en effet un ratio de 5 pour 1 entre Oméga-6 et Oméga-3, c'est-à-dire que pour un gramme d'Oméga-3 ingéré, l'apport en Oméga-6 ne devrait pas dépasser les 5 grammes. Or, notre nourriture étant davantage basée sur les graisses animales ou végétales, et très peu sur les graisses provenant du poisson, ce ratio OM-6/OM-3 se porte dans notre pays à une moyenne de 12 pour 1 ! Pour ceux dont l'alimentation est particulièrement déséquilibrée (c'est le cas des régimes alimentaires de nombreux foyers, particulièrement en Amérique du Nord ou au Royaume-Uni, mais également en France), ce ratio peut atteindre 80 pour 1 ! Ce constat est très inquiétant, d'autant plus qu'il a été prouvé que les personnes souffrant de dépression ont plutôt tendance à mal se nourrir, pour des raisons qui, évidemment, se comprennent : les patients dépressifs n'ont sans doute pas l'énergie, la motivation nécessaire, voire parfois les moyens, de se nourrir sainement, et se tournent bien souvent vers une nourriture industrielle à très faible apport nutritionnel.

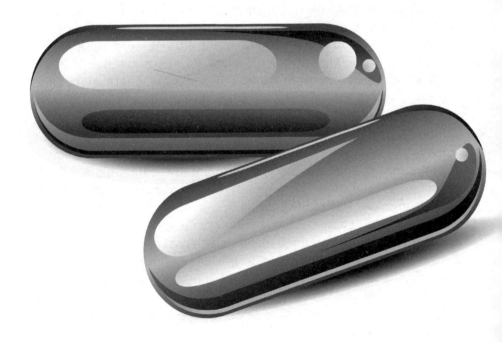

Qu'apprend-on des différentes études sur les Oméga-3 ?

Ces dix dernières années, les études sur les effets des Oméga-3 issus des huiles de poisson se sont multipliées à travers le monde, et convergent toutes vers un même constat : les Oméga-3 représentent une alternative thérapeutique fiable et prometteuse dans le traitement de différentes formes de dépression.

Différentes études ont également démontré qu'il existait un lien inverse entre la consommation de poissons et de fruits de mer riches en Oméga-3 « à longues chaines » et la survenue de symptômes dépressifs. Autrement dit, plus on consomme de poissons et de fruits de mer contenant ces acides gras polyinsaturés, moins on a de risques d'être victime d'une dépression. C'est également le cas pour ce qui est des dépressions dites « post-partum ».

On a également constaté, grâce à de nombreuses études que l'organisme de personnes dépressives présentait des taux anormalement faibles d'acides gras Oméga-3 de type EPA et DHA.

Une étude de l'Inserm, publiée en mai 2008, a également mis en lumière les effets positifs indéniables des Oméga-3 contre la dépression, particulièrement chez les personnes âgées. Nous savons que les personnes âgées sont particulièrement touchées par la dépression, et qu'elles consomment en France davantage d'antidépresseurs que toutes les autres classes d'âge. En outre, de plus en plus de chercheurs émettent des réserves quant à cette consommation de psychotropes après un certain âge, mettant en garde contre les effets secondaires très lourds et difficilement tolérés par nos personnes âgées. Cette étude de l'Inserm est donc fort intéressante, dans la mesure où les acides gras Oméga-3 n'ont aucun effet indésirable et peuvent donc être beaucoup mieux tolérés par l'organisme, et ce, quel que soit l'âge du patient. Cette étude menée en France sur plus de 1300 patients, d'une moyenne d'âge de 75 ans, fut réalisée par des chercheurs en épidémiologie de la nutrition et des comportements alimentaires de l'Inserm, sous l'impulsion de la doctoresse Pascale Barberger-Gateau. Elle se révèle, comme les précédentes, tout à fait instructive. En effet, ici encore, on a pu constater qu'un taux sanguin élevé en Oméga-3 à longues chaines est clairement associé à une moindre fréquence des symptômes dépressifs chez les personnes âgées. Cette étude a même démontré que plus ce taux était bas, et plus les symptômes dépressifs étaient jugés comme sévères. A l'inverse, aucun problème dépressif ne fut relevé chez les personnes dont le taux d'Oméga-3 dans le sang était élevé.

Malgré tout, comme le montre cette étude de l'Inserm, l'intérêt des Oméga-3 reste avant tout symptomatique. Ces acides gras offrent une réponse biochimique naturelle et permettent de traiter les symptômes liés à la dépression. Toutefois, vous l'aurez compris, ils ne permettent bien évidemment pas de découvrir et de soigner les causes profondes de la dépression. Ils doivent donc être considérés comme une alternative intéressante aux antidépresseurs, mais ne peuvent se substituer à une psychothérapie. Enfin, les Oméga-3 entraînant une fluidification du sang, ils sont contre-indiqués aux personnes hémophiles, et ne doivent pas être utilisés simultanément avec d'autres médicaments qui ont ce même effet anticoagulant, afin d'éviter tout risque d'hémorragie. C'est le cas par exemple de l'aspirine. Il s'agit là d'une des seules précautions d'usage accompagnant la prise d'Oméga-3.

Oméga-3 : gare aux impostures !

La grande et récente popularité des Oméga-3 n'a bien évidemment pas échappé à l'industrie alimentaire et aux laboratoires pharmaceutiques. C'est en quelque sorte le revers de la médaille. Il s'agit donc de bien informer nos lecteurs sur cette question, afin qu'ils ne tombent pas dans le piège tendu par certains professionnels du marketing, qui voient dans ces nouveaux produits une véritable aubaine commerciale. Quelques conseils sont donc indispensables pour mieux orienter nos lecteurs qui souhaiteraient se tourner vers cette alternative thérapeutique. En effet, l'étiquetage des produits garantissant un apport en Oméga-3 est bien souvent abusif, dans la mesure où il ne permet pas de distinguer si l'origine de ces Oméga-3 est marine ou végétale, à « courtes chaines » ou à « longues chaines ». C'est le cas de nombreuses margarines par exemple, enrichies en Oméga-3 d'origine végétale. Or, comme le rappelle le nutritionniste canadien

Michel Lucas, spécialiste des Oméga-3 : « L'ensemble des études démontrant les bienfaits de ces acides gras sur la santé a été mené à partir d'oméga-3 d'origine marine. » (cf. même article qu'au-dessus) Les propriétés thérapeutiques des acides gras d'origines végétales, qui ne comportent ni EPA ni DHA, « n'ont pas été vali-dées scientifiquement », explique-t-il. La plupart de ces marga-rines « riches en Oméga-3 » apportent en fait ce qu'on appelle les précurseurs des Oméga-3, à savoir les Oméga-3 dits « à courtes chaînes » qui ne sont pas franchement ceux dont on manque le plus dans notre alimentation, créant ainsi la confusion avec les bons Oméga-3 « à longues chaines » (EPA ET DHA) que l'on ne trouve pratiquement qu'exclusivement ensemble et de façon équi-librée dans les poissons gras type sardines, rougets, maquereaux, saumon (sauvage), ou dans les huiles de poisson en capsules, à condition qu'elles contiennent EPA et DHA.

D'autre part, il existe de nombreux produits pharmaceutiques à base d'huiles de poisson qui ne sont pas (ou mal) assimilés par le foie, dans la mesure ou celui-ci ne dispose pas de suffisamment d'enzymes pour bien les transformer. Préférez donc les produits (disponibles en pharmacie) qui allient les huiles de poisson avec par exemple des extraits de basilic ou des antioxydants, comme l'huile de germe de blé, qui empêche l'oxydation de ces huiles de poisson.

Un apport en Omégas-3 n'est donc bénéfique qu'à certaines condi-tions : qu'ils soient d'origine marine, et qu'ils soient combinés avec des molécules permettant de bien les métaboliser, afin que le corps puisse en faire bon usage. Dans le cas d'une mauvaise assimilation, on constate de petits désagréments comme des re-jets digestifs (éructations) qui ne sont pas bien gênants, mais qui montrent simplement que le foie ne parvient pas à les métaboliser correctement.

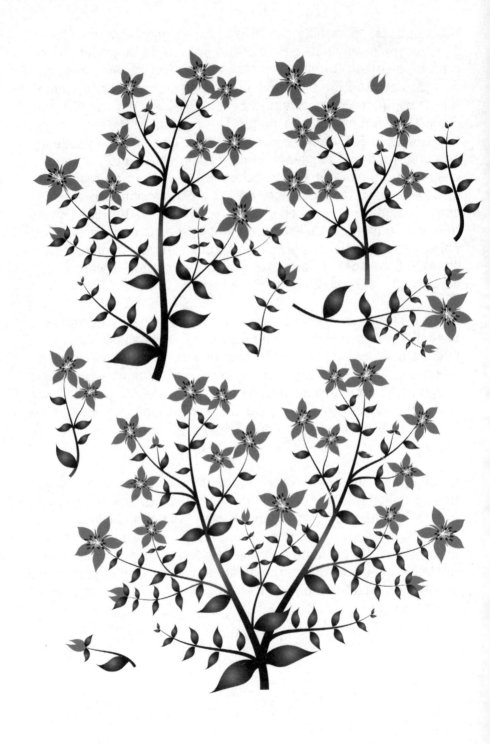

Le millepertuis, ou l'herbe « chasse-diable ».

Une plante aux multiples vertus

C'est sans conteste la plante la plus prometteuse en matière de soulagement de la dépression. Elle figure sur un très grand nombre de prescriptions outre-Rhin, où elle remplace progressivement les médicaments antidépresseurs, principalement dans les cas de dépressions légères ou modérées. Récemment, de nouvelles recherches ont pour la première fois démontré de manière scientifique, et à grande échelle, l'efficacité des extraits de millepertuis chez des patients souffrant de dépressions graves, de plus forte intensité. Plusieurs études sont même parvenues à mettre en évidence la supériorité thérapeutique du millepertuis en comparaison à certains médicaments antidépresseurs. On peut d'ailleurs s'interroger sur les raisons qui font de la France un pays indéniablement à la traîne dans ce domaine.

L'avantage du millepertuis est multiple : il s'agit d'abord d'un extrait de plante, totalement naturel, contrairement aux molécules de synthèse que l'on rencontre habituellement dans la composition des antidépresseurs. Mais au-delà de ça, le principal avantage du millepertuis réside dans le fait qu'il n'implique que très peu d'effets secondaires ou indésirables, et qu'il est donc beaucoup mieux toléré par les patients souffrant de dépression que la plupart des antidépresseurs chimiques, y compris les plus récents, de la classe des ISRS.

Tant de louanges sur cette plante vertueuse ne sauraient toutefois en dissimuler les désavantages. Il s'agit d'être le plus objectif possible, et de ne pas porter aux nues un produit « miracle » sans en rappeler les précautions d'utilisations, l'éventuelle toxicité ainsi que les interactions médicamenteuses à éviter. Un produit « naturel » ne veut pas dire inoffensif, il convient de le rappeler sans cesse ! Pensez en effet à toutes les substances toxiques ou dangereuses qui existent dans la nature, comme certaines baies, ou certains champignons hautement vénéneux, voire mortels. Nous nous permettons cette digression, car il n'est pas rare de nos jours de voir le mot « naturel » quelque peu galvaudé et utilisé à tort et à travers, parfois à très mauvais escient. Nous nous devons donc de mettre en garde nos lecteurs contre tout un arsenal de médecines dites « naturelles » ou « alternatives » que l'on peut trouver en quelques clics sur internet et qui n'ont souvent aucun socle scientifique fiable. Le mot « naturel » est à la mode, nous le savons tous, et certains en profitent pour nous vendre des produits parfois totalement inefficaces, inutiles, quand ils ne sont pas carrément dangereux. Cette digression étant faite, revenons à nos moutons.

Le millepertuis a depuis longtemps prouvé sa valeur auprès de scientifiques, de psychiatres et de médecins qui se sont penchés sur ses vertus. Il convient toutefois de respecter certaines conditions d'utilisation, que nous énumèrerons plus loin. Mais avant cela, intéressons-nous d'un peu plus près à cette plante hors du commun.

Qu'est ce que le millepertuis

Il s'agit d'une herbacée vivace et aromatique appartenant à la famille des hypericacées, que nos anciens appelaient l' « herbe de la Saint-Jean », en raison de sa période de floraison. D'autres appellations populaires existaient également, comme l'herbe « aux mille trous », le « chasse diable », « l'herbe aux fées » ou encore « l'herbe aux brulures ». Cette plante pousse en bordure des chemins, autour des haies et dans de nombreux endroits incultes, ce qui la caractérise de facto comme une « mauvaise herbe ».

Mais les apparences sont parfois trompeuses. On la trouve en abondance dans toute l'Europe, mais aussi en Asie occidentale, en Amérique du Nord et dans certaines parties de l'Australie. Autant vous dire qu'il ne s'agit pas à proprement parler d'une plante rare ! Haute de 20 à 80 cm, ses feuilles sont criblées de taches translucides qui ressemblent à de minuscules trous. Millepertuis signifie d'ailleurs en ancien français « mille trous ». Au début de l'été, des fleurs jaunes apparaissent en grappe au sommet de sa tige, et ce sont ces fleurs, une fois séchées et transformées, qui offrent les effets thérapeutiques qui nous intéressent ici.

Si cette plante a tant de dénominations différentes, c'est parce qu'elle est utilisée par les herboristes, les apothicaires et les médecins depuis plus de 2500 ans. On l'utilisait en effet dès l'Antiquité pour guérir les plaies, les morsures de serpents, les ulcères, ou soulager certaines douleurs. En Grèce antique, elle était même recommandée par Hippocrate ou Galien contre la « possession démoniaque » ! Puis, au fil des siècles, on lui reconnut de nombreuses vertus dans le traitement des troubles du sommeil, de l'humeur, et, enfin, de la dépression, que l'on appelait à la fin du Moyen Age « mélancolie ». D'où cette appellation de « chasse diable » dont il fut affublé à cette époque. Cette herbacée jouit donc d'une histoire ancestrale qui a bien failli passer aux oubliettes de la médecine moderne avec l'avènement des antidépresseurs. Pourtant, en Allemagne, la plante est officiellement considérée comme médicament antidépresseur depuis 1984, donc depuis presque 25 ans. Et pour cause !

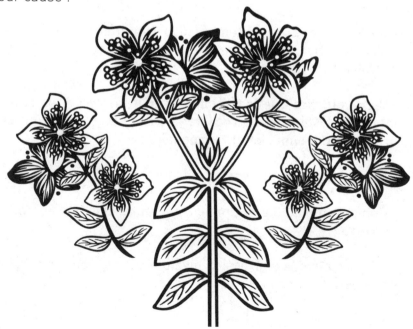

Le millepertuis à l'étude

Ces dernières années, plusieurs études ont largement confirmé l'effet antidépresseur du millepertuis. Le millepertuis fut ensuite comparé à d'autres classes d'antidépresseurs, comme la paroxétine, un antidépresseur de la classe des ISRS, comme le Deroxat ou le Paxil. Ici, les résultats furent une nouvelle fois tout à fait concluants. Selon les chercheurs qui ont mené cette étude, c'est la première fois que l'efficacité du millepertuis est scientifiquement démontrée dans le cas de dépressions d'intensité majeure.

Enfin, les chercheurs ont également observé que le millepertuis entrainait nettement moins d'effets indésirables. Cette étude a donc de quoi sérieusement remettre en cause l'efficacité des antidépresseurs chimiques face aux solutions naturelles qu'offre le millepertuis.

Une synthèse d'études canadiennes publiée par l'université Laval au Québec résume ainsi les vertus thérapeutiques du millepertuis :

- **Efficace dans le traitement des symptômes de fatigue, inactivité, insomnie, et peut faire augmenter les fonctions cognitives ;**

- **Aussi efficace que les antidépresseurs tricycliques et les inhibiteurs sélectifs du recaptage de la sérotonine, tout en provoquant moins d'effets secondaires ;**

- **Efficace dans la dépression saisonnière ;**

- **Comparable au diazépam pour la dépression liée à la ménopause ;**

- **Efficace dans la dépression juvénile chez les patients âgés entre 10 et 35 ans ;**

- Comparable à la fluoxétine pour la dépression chez les personnes âgées avec amélioration du sommeil.

Comment et en combien de temps le millepertuis peut-il être efficace ?

Les recherches cliniques que nous venons d'évoquer ont, pour la plupart, été effectuées en utilisant du Millepertuis standardisé à 0.3 % d'hypericine (ou hypericum). Les doses quotidiennes normales sont donc de 1 capsule de 300 mg standardisée à 0.3 %, trois fois par jour, pour un total quotidien de 2 à 3 mg d'hypericine. Les premiers effets significatifs interviennent après trois à quatre semaines, soit plus rapidement que la grande majorité des antidépresseurs classiques. Il se peut toutefois que ce délai soit plus long, pour atteindre 8 semaines chez certains patients.

Quels sont les risques et les contre-indications concernant le millepertuis ?

Il existe tout de même quelques effets indésirables ou gênants qui peuvent se manifester lors d'un traitement à base de millepertuis. Nous ne rappellerons d'ailleurs jamais assez les dangers de l'automédication en matière de soins psychiques. Les premiers effets du millepertuis interviennent, comme nous venons de l'évoquer, après plusieurs semaines de traitement. Il est donc fortement déconseillé de prendre un tel traitement sur une durée inférieure à 1 mois. Il est également recommandé d'accompagner ce traitement d'un suivi médical ou psychologique.

En Allemagne par exemple, le millepertuis est l'antidépresseur le plus prescrit, mais la plante est considérée comme un médicament à part entière. Elle n'est donc disponible que sur ordonnance, et sa fabrication, sa distribution et son étiquetage répondent à une réglementation très stricte. Les patients qui l'utilisent sont sous surveillance médicale. Le traitement étant ainsi contrôlé de part en part, aucun effet indésirable majeur n'a été notifié.

En revanche, en France, le marché du millepertuis est jusqu'à aujourd'hui totalement dérèglementé, et il est possible de s'en procurer dans les pharmacies, mais aussi dans certains magasins de diététique, voire dans certains supermarchés. Pourtant, le millepertuis, ou l'hypericine (la substance active du millepertuis) doit être consommé en respectant certaines règles essentielles :

D'abord, le millepertuis est totalement contre-indiqué pour les femmes enceintes. Il est recommandé ensuite de ne pas prolonger le traitement au-delà de 6 mois. Le millepertuis peut également atténuer, voire annuler l'effet de certains médicaments. Il est donc déconseillé de combiner le millepertuis avec un autre traitement médicamenteux. C'est particulièrement vrai pour ce qui est des contraceptifs oraux (pilule), qui perdent alors beaucoup de leur efficacité. C'est hélas également le cas de certains traitements contre le VIH, notamment certains médicaments antiviraux ou rétroviraux. Voilà pourquoi il est absolument impératif d'accompagner une « cure » de millepertuis par un suivi psychologique ou médical attentif.

L' Agence européenne pour l'évaluation des médicaments, ainsi qu'un communiqué de presse de l'Agence française de sécurité sanitaire des produits de santé (AFSSAPS) datant du 1er Mars 2000 se sont fait l'écho de ces interactions médicamenteuses propres au millepertuis. L'AFSSAPS a ensuite décrété l'obligation de faire figurer la notice suivante sur toute préparation magistrale, hospitalière, ou produit officinal à base de millepertuis :

« Attention, risque d'interaction médicamenteuse. L'association de cette préparation de millepertuis à d'autres médicaments peut entraîner une diminution de leur efficacité. A l'inverse, une interruption brutale de la prise de millepertuis peut majorer la toxicité de ces médicaments. Demandez conseil à votre médecin ou à votre pharmacien ».

L'arrêt du traitement doit donc se faire progressivement, en douceur, pour éviter également tout syndrome de sevrage. Enfin, le millepertuis augmentant la photosensibilité (sensibilité au soleil), il est préférable d'éviter de trop longues expositions directes au soleil pendant le traitement. Une telle exposition combinée à un traitement à base de millepertuis peuvent en effet engendrer l'apparition de dermites (irritations et inflammations cutanées), en particulier en cas de surdosage ou d'utilisation chronique.